Lisa Lillien

Le Régime des filles qui ont toujours faim

Traduit de l'anglais (États-Unis)
par Pauline Vidal

Michel LAFON

Titre original : *The Hungry Girl Diet*

Première publication par St. Martin's Press.

118, avenue Achille-Peretti

CS 70024 – 92521 Neuilly-sur-Seine Cedex

www.michel-lafon.com

Ce livre est dédié à Matthew Shear, qui fut non seulement un précieux soutien et le moteur du succès de tous mes ouvrages, mais aussi un homme brillant et merveilleux dont le sourire et les éclats de rire illuminaient les pièces dès qu'il entrait.

SOMMAIRE

INTRODUCTION

Bonjour ! Je suis Lisa Lillien, alias la Grande gourmande.

Depuis 2004, j'écris quotidiennement sur mon site Internet (hungrygirls.com) des conseils pour manger sans nourrir de culpabilité : se régaler avec des plats nutritifs et délicieux tout en conservant une alimentation saine. Ces recommandations prennent habituellement la forme d'adresses où dénicher des produits inattendus, de recettes et d'astuces – outils plus nécessaires les uns que les autres en matière de contrôle du poids. Depuis des années, j'ai rencontré des dizaines de milliers de fans qui ont perdu beaucoup de poids et qui assurent le devoir essentiellement à mes articles.

Depuis longtemps, on me réclame une méthode qui combine tout ce qu'on sait et tout ce qu'on aime sur mon site. J'ai pensé qu'il était temps de répondre à ces demandes et de donner à mes lecteurs (et au reste du monde) ce qu'ils attendent : une solution pour perdre du poids, efficace et RAPIDE. LE RÉGIME DES FILLES QUI ONT TOUJOURS FAIM est une méthode facile à adopter pour remplir l'un des objectifs suivants :

1. Démarrer sérieusement un programme global de perte de poids.
2. Perdre rapidement entre 2 et 6 kilos.
3. Atteindre un palier ou revigorer un régime en route.
4. Construire un nouveau style de vie avec des idées utilisables à tout moment.

Il n'y a pas vraiment de secret. C'est avant tout une question de logique : consommer moins de calories qu'on n'en brûle. Mais les calories que vous absorbez doivent être nourrissantes et agréables. Quant à la méthode, elle doit rester à votre portée et vous mettre à l'aise. Dans certains régimes, on ne peut avaler que de toutes petites portions ; dans d'autres, on s'autorise de plus grandes parts, mais avec des aliments fades et monotones ; et ne parlons pas de tous ces régimes franchement trop prohibitifs ou carrément délirants ! Ils se révèlent rapidement impossibles à tenir. Pas étonnant que la plupart aboutissent à un échec !

À partir de ces idées allait naître la théorie de base du régime des filles qui ont toujours faim : se régaler des plats qu'on aime, et sortir de table aussi satisfait que rassasié. Manger plus, peser moins. La plupart des méthodes tendent à vous restreindre et vous laissent sur votre faim, alors que l'important reste que personne ne souhaite se priver ! Personne ne veut avoir faim en cherchant à perdre du poids. Année après année, j'ai littéralement orienté mes recherches sur la découverte d'options non culpabilisantes mais susceptibles de combler les appétits tout en réduisant au maximum l'apport de calories. Des plats délicieux dont on peut se gaver sans absorber trop de calories ni de matière grasse. Outre ces trouvailles indispensables et ces créations, ce programme apporte d'innombrables astuces que j'ai découvertes en chemin.

Le régime des filles qui ont toujours faim part d'une décennie de découvertes alimentaires éprouvées et de théories qui le rendent facile, agréable et même AMUSANT (parfaitement !) pour qui veut diminuer ses calories et perdre du poids. POUR LA TOUTE PREMIÈRE FOIS, je vous livre ici un programme de perte de poids détaillé et bien équilibré. La magie de ce régime est qu'on peut se permettre de LARGES portions des plats qu'on aime : fettuccine Alfredo, tacos, nouilles chinoises, poulet au parmesan, et bien d'autres encore. Et quand on suit un programme qui autorise des repas et des encas aussi copieux, délicieux et nourrissants, il devient à peu près impossible d'échouer.

Ce régime de quatre semaines insiste sur une plus grande consommation de protéines, de fruits et de légumes, tout en restreignant un peu celle des féculents, pleins d'hydrates de carbone. Il est composé de portions conséquentes et largement suffisantes. Vous consommerez trois repas et trois casse-croûte par jour (quand je vous disais que vous n'auriez pas faim !) pour un total d'environ 1 300 calories. Il existe également une option à 1 500 calories pour ceux qui ont plus de 35 kilos à perdre, qui font beaucoup d'exercice ou qui estiment tout simplement que 1 300 calories journalières ne leur suffisent pas.

Il n'existe pas deux personnes semblables en matière de régime et de rapport à l'alimentation. Ce qui marche pour l'un ne marchera pas forcément pour l'autre. C'est pourquoi nous ne parlons pas exactement d'un régime alimentaire au sens strict. Peut-être apprendrez-vous que manger certains aliments à certaines heures de la journée ne fait que vous affamer davantage… ou pas. Le programme vous guidera à travers ces découvertes. Et vous pourrez en tirer vos propres conclusions afin de choisir les repas et les casse-croûte qui conviendront le mieux à VOS besoins en matière d'amincissement et de gestion du poids. D'une étonnante simplicité mais extraordinairement efficace ! Et vous serez étonné d'apprendre que la plupart des gens (et des régimes) ne songent même pas à envisager la valeur d'une approche personnelle.

Au départ, la méthode est prévue pour quatre semaines, mais vous pourrez la suivre aussi longtemps que vous le souhaitez. Elle a été conçue pour vous éduquer à des idées et des concepts que vous AIMEREZ et suivrez sans doute toute votre vie. Le régime des filles qui ont toujours faim vous permettra de choisir des aliments qui vous feront perdre du poids sans en reprendre ensuite. Il est également d'une aide inestimable en tant que complément pour d'autres régimes ; vous pouvez y recourir avec n'importe quelle autre cure notoirement efficace, ce qui vous permettra de mettre un peu de fantaisie dans le choix de vos aliments. (C'est essentiel !)

Si vous croyez que régime signifie privation, je ne saurais vous le reprocher. C'est précisément pourquoi j'ai mis au point ce programme – pour vous montrer qu'il est tout à fait possible de manger les aliments que vous aimez, de vous offrir de large portions bien nourrissantes et de trouver une approche adaptée à votre cas. Tout en regardant diminuer les chiffres sur la balance, les centimètres de votre tour de hanches et la taille de vos vêtements. Et si on se lançait ?

HUIT RAISONS DE DÉVORER CE RÉGIME

1. LARGES PORTIONS. Vous n'aurez jamais faim. J'en suis certaine. Vous prendrez trois repas copieux par jour, plus trois encas consistants. Des gros burritos aux bols géants de pâtes, c'est un régime comme vous n'en avez jamais fait !

2. FLEXIBILITÉ. Ce programme propose un équilibre idéal entre structure et liberté. Avec tant d'options parfaitement mesurées, vous pourrez choisir les repas qui vous correspondent le mieux. Au choix !

3. ZÉRO PRIVATION. Que vous rêviez d'une pizza, de chocolat, de pâtes, de frites ou même d'une margarita, vous y aurez DROIT… tout en perdant du poids ! Et, grâce aux techniques de super-portions et d'échange, vous pourrez en consommer à satiété sans arrière-pensée.

4. FACILE À SUIVRE. Pas de recettes compliquées ni de restrictions ahurissantes. Plats et casse-croûte sont extraordinairement simples à préparer, souvent faciles à emporter. Et ce livre vous fournira mille possibilités de choix équilibrés quand vous dînerez dehors.

5. DES SECRETS POUR RÉUSSIR. Ces pages regorgent d'astuces qui rendent la perte de poids presque facile. Vous apprendrez à planifier, à bien choisir et à prendre de saines habitudes que vous conserverez toute votre vie.

6. DES CONCEPTS QUI ONT FAIT LEURS PREUVES.
Ma méthode occupe depuis 10 ans déjà une place prépondérante dans le domaine du contrôle du poids. Avec plus de 2 millions de fans qui lisent chaque jour gratuitement les conseils de notre équipe, nous recevons constamment des réactions qui nous servent à perfectionner les plats, casse-croûte et stratégies correspondant le mieux au public. Ce programme se base sur le nec plus ultra de cette démarche.

7. DES ESSAIS PROUVÉS, UN DIÉTÉTICIEN APPROUVÉ.
En 4 semaines, un groupe de volontaires qui avaient suivi notre programme a perdu en moyenne 5 kilos, quand ce n'était pas 10 ! N'étant pas nutritionniste (juste gourmande !), j'ai tenu à ce que ce régime reçoive l'approbation d'un diététicien reconnu.

8. PAS D'À-PEU-PRÈS. Certains programmes vous laissent responsable du choix des portions et des ingrédients, donnant la part trop belle à une erreur humaine toujours possible. Cette méthode ne vous fera pas courir ce risque, vous procurant TOUS les outils nécessaires à la chute des chiffres sur votre balance !

FOIRE AUX QUESTIONS

Comment pouvez-vous proposer un régime alors que vous n'êtes pas diététicienne ni médecin ?

Voilà 10 ans que j'assure le contenu du site hungry-girls.com. Cela m'a donné le temps d'affûter mes techniques de « savant fou » dans la cuisine, au point de devenir experte dans la préparation de repas et d'encas délicieux, incroyablement substantiels mais complètement inoffensifs. Cependant, je ne suis *pas* médecin. C'est pourquoi ce programme a été approuvé à 100 % par un professionnel reconnu : David Grotto, titulaire d'un master de sciences, nutritionniste et diététicien agréé.

Lorsque l'idée d'un livre a commencé à me trotter dans la tête, c'est à lui que j'ai d'abord fait appel, lui qui soutient ce programme, l'un des nutritionnistes les plus chevronnés et néanmoins accessibles que je connaisse. Dave a participé à chaque étape de ce projet et il a eu la gentillesse de nous offrir ses conseils dont vous pourrez profiter en suivant ce programme.

Devrai-je faire la cuisine et suivre des recettes compliquées ?

Non. Ce livre présente environ 60 recettes, et beaucoup d'entre elles sont extrêmement simples à exécuter ; il s'agit plutôt d'assemblages que de cuisine élaborée. Quant aux repas qui exigent un minimum de préparation, ils restent simples, et ne vous gardent pas longtemps en cuisine. Ce livre présente également des quantités de raccourcis et de choix. Alors si vous aimez passer du temps en cuisine, n'hésitez pas ! Cependant, vous pouvez très bien suivre ce programme sans sortir une seule poêle. C'est son plus gros avantage : tout le monde a le choix.

Puis-je sortir dîner tout en suivant le régime des filles qui ont toujours faim ?

Oui. Ce livre vous donne des conseils précis et les meilleurs choix aussi bien pour le petit-déjeuner que pour le déjeuner ou le dîner pris dehors. Vous aurez néanmoins à préparer vos propres repas aussi souvent que possible pendant les quatre semaines. Cela vous permettra de garder un plus grand contrôle sur ce que vous mangez. Quand vous dînez dehors, ce qui atterrit dans votre assiette dépend d'autres personnes. Certes, vous pouvez commander des plats spécifiques et vérifier les portions, mais vous ne saurez jamais vraiment s'ils ont été préparés tel qu'indiqué dans le menu, ni si les portions sont adéquates. Qui dit qu'on n'aura pas ajouté de l'huile ou n'importe quel autre ingrédient susceptible de complètement fausser votre compte de calories ? Alors, oui, vous pouvez dîner dehors, mais vous obtiendrez de bien meilleurs résultats si vous réduisez autant que possible les sorties restaurant durant ces quatre semaines.

Combien puis-je espérer perdre ?

Une quantité de facteurs entrent en compte dans le processus de votre perte de poids : d'abord le poids de départ, bien sûr, mais aussi votre niveau d'activité, votre métabolisme et bien d'autres choses encore. Avant que ce livre ne soit imprimé, toutes sortes de gens à travers le pays ont accepté de participer à un essai du programme. La perte de poids moyenne a été de 5 kilos, et de nombreux participants en ont perdu jusqu'à 10 !

Ce programme comprend-il beaucoup de produits préemballés ou est-il essentiellement composé d'aliments naturels ?

Le régime se base essentiellement sur des produits naturels : protéines maigres (volaille, poisson, etc.), produits laitiers allégés, fruits, légumes... Certains articles de base sont préemballés, ce qui ne les empêche pas d'être naturels la plupart du temps.

Les végétariens peuvent-ils suivre ce régime ?

Oui. Bien qu'il n'ait pas été spécifiquement conçu pour les végétariens, il est possible de suivre le programme sans manger de viande. Voir le chapitre Repas végétariens et substituts sans viande (page 124) pour en savoir davantage. Cependant, ce régime ne convient pas aux végétalistes car il est basé sur des aliments comme les blancs d'œufs et les yaourts à la grecque maigres. Et, bien qu'il existe des alternatives pour végétalistes, les profils nutritionnels ne s'accordent pas toujours avec les produits laitiers qui servent de base à ce régime.

Puis-je suivre le programme en même temps qu'un autre régime ?

Absolument ! Si le programme n'est pas associé à un autre régime, il offre bien des options, et vous pouvez donc choisir des aliments qui vous aideront à tenir votre objectif quotidien fixé par un autre régime plus ou moins souple.

L'AVIS DE DAVE
LES TRUCS D'UN PRO !

Voici quelques précieux conseils du diététicien David Grotto.

Des compléments à bon escient

Notre mode d'alimentation quotidien couvre difficilement tous nos besoins nutritionnels. Et nous ne sommes pas toujours très raisonnables dans le choix de nos plats (même quand on est diététicien !). C'est pourquoi je recommande de prendre un complément multivitaminé. Vérifiez s'il s'adresse plutôt aux hommes ou aux femmes, ainsi que les âges concernés, pour qu'il corresponde bien à vos besoins.

Les acides gras oméga sont aussi essentiels pour le cerveau que pour le cœur. Pendant cette cure, je conseille vivement de prendre un complément d'huile de poisson riche en oméga-3. (À moins que vous ne préfériez manger du saumon deux ou trois fois par semaine au cours des dernières étapes du programme.) Choisissez-en un qui fournisse 1 gramme d'oméga-3 par jour.

Vous pouvez aussi demander à un diététicien ou à votre médecin ce qu'il vous recommande en fonction de votre état de santé.

De l'eau, de l'eau !

Le régime des filles qui ont toujours faim est riche en fibres et en liquides, deux éléments essentiels. Par conséquent, si on ne boit pas beaucoup d'eau, cette augmentation de fibres pourrait engendrer quelques désordres du système digestif. Alors buvez souvent, et videz vos bouteilles d'eau ! À ce propos, les « huit verres par jour » prônés dans ce régime constituent une bonne base. Mais les besoins individuels varient selon des facteurs tels que l'activité physique et la météo. Tenez compte de vos indices corporels et adaptez votre consommation à vos besoins.

Gestion des traitements médicaux

Si vous prenez des médicaments contre l'hypertension, le cholestérol, le diabète ou n'importe quelle autre maladie, parlez-en à votre médecin avant de vous lancer dans un régime (celui-ci ou un autre). Car une perte de poids peut entraîner un changement de réaction au traitement. Dès lors, celui-ci doit être réadapté, si ce n'est interrompu.

Changer, changer, changer...

De nouvelles habitudes alimentaires, un nouveau mode de vie entraînent souvent des perturbations du système digestif. C'est absolument normal. Cependant, en cas d'inquiétude, n'hésitez pas à consulter votre médecin.

David Grotto, titulaire d'un master de sciences, nutritionniste et diététicien agréé, est l'auteur, entre autres, de *101 aliments qui peuvent vous sauver la vie !* Il est également conseiller en nutrition pour *Fitness Magazine*, et membre du département nutrition de l'université Benedictine d'Illinois. En outre, c'est un ami et collègue de toute confiance.

AVANT DE COMMENCER...

Consultez un médecin avant de vous embarquer dans un régime amaigrissant. Si tout le monde le dit, c'est que c'est important !

Pesez-vous. Il est indispensable de connaître son poids de départ afin de mesurer ses progrès. Cela vous aidera à analyser vos avancées mais aussi vos faux pas. Quoi que dise la balance, ne vous laissez pas démoraliser par les chiffres. Ils ne sont pas forcément révélateurs de vos efforts, et ils finiront par BAISSER avec le temps. Au cours du régime, pesez-vous toujours à la même heure et avec le même genre de vêtements (ou sans vêtements du tout, si vous préférez voir des chiffres plus petits) afin de ne pas fausser les résultats.

Procurez-vous une balance pour aliments. Elle n'a pas besoin d'être ultra perfectionnée ni même digitale. Contentez-vous d'une simple balance pour peser les aliments que vous voulez manger. C'est aussi bête que ça. Tasses et cuillères de mesure sont également nécessaires.

Tenez un journal alimentaire. Aussi cliché que ça paraisse, rien n'est plus utile que de noter tout ce qu'on mange. C'est le meilleur moyen de se sentir responsable de ce qu'on a avalé, et de ne pas l'oublier. Il est plus facile de surveiller ce que l'on consomme à longueur de journée – une poignée de noisettes par-ci, quelques M&Ms par-là… Et les calories s'additionnent. Alors notez ce que vous mangez. Absolument tout.

Soyez prévoyant et allez au supermarché. Plutôt que de vous dire EXACTEMENT quoi manger, le régime des filles qui ont toujours faim présente une quantité d'options équilibrées qu'on peut associer ou mélanger. Ainsi, vous pouvez choisir ce qui fonctionne le mieux pour vous. Alors, avant de foncer à l'épicerie du coin, prévoyez ce que vous allez consommer au cours des jours à venir. La liste de course de base du régime (page 98) regorge de denrées de base pour bien démarrer.

QUELQUES ASTUCES

Nombre d'informations utiles se dégagent dans la section régime de ce livre. N'hésitez pas à foncer les consulter dès maintenant ! Et continuez de leur rendre visite tout au long du programme, autant que nécessaire. Voici un aide-mémoire facile à utiliser…

L'essentiel

Les secrets de ceux qui ont réussi

Astuces rapides et raisonnables

Calmer son appétit

Attaque de snack

Dîner dehors

Des boissons à tout

Vaincre les erreurs

Tout mélanger

Documentation

SEMAINE 1

Bienvenue dans le régime des filles qui ont toujours faim !

Au cours de la semaine 1, vous allez prendre connaissance de certains repas de base du programme. Ce sont des classiques qui devraient vous plaire et que vous allez apprivoiser tout le long des quatre semaines. N'hésitez pas à tous les essayer pour connaître ceux qui fonctionnent le mieux pour vous. Vous aurez peut-être la surprise de vous découvrir des goûts nouveaux !

Voici un petit guide des repas de la semaine 1. Vous trouverez toutes les recettes à partir de la page 130 (chaque fois pour une portion, bien sûr). Franchement, il s'agit plutôt de modes d'emploi basiques que de vraies recettes. TROP FACILE !

Méga bol de fruits et yaourt : Aussi délicieux et nourrissant que simple. Mélangez-y votre fruit préféré (pour moi ce sont des pommes Fuji) et une variété de fruits secs (pour moi, des amandes). Je me régale de toutes sortes de yaourts mais la raison pour laquelle j'ai choisi un 0 % (de matière grasse) à la grecque en guise de petit-déjeuner, c'est que celui-ci regorge de protéines tout en restant épais et crémeux. Je vous le recommande ! D'autant que l'option édulcorant peut le rendre moins acide. C'est une solution fantastique pour les matinées chargées.

Œufs brouillés et petit pain : Les « œufs en tasse » constituent l'une des créations les plus populaires de mon programme : ce sont des œufs brouillés cuits au micro-ondes, très faciles à préparer pour un minimum de vaisselle ! Si vous préférez, vous pouvez aussi les cuire à la poêle. Accompagnez-les de fruits rouges et d'un petit pain au beurre allégé pour compléter ce repas bien nourrissant.

Des flocons d'avoine gonflés à bloc : J'adore les flocons d'avoine, mais j'ai toujours trouvé les portions traditionnelles trop petites. D'où le concept de « flocons d'avoine gonflés à bloc ». Il suffit de doubler la portion de liquide et de laisser cuire deux fois plus longtemps pour obtenir une ÉNORME portion avec exactement le même nombre de calories. Génial, non ? Ça prend un peu de temps à préparer mais ça en vaut la peine. Sans compter qu'il existe toujours la version micro-ondes. Accompagnez ce plat de blancs d'œufs cuits (ou montés en neige) ou ajoutez-y des protéines en poudre.

Monstrueuse salade : Rien de plus extraordinaire qu'une énorme salade. Pour moi, c'est le top. Et tant d'options se présentent (poulet, dinde ou thon, haricots mange-tout, poivrons ou carottes, etc.). Il est ainsi possible d'avoir une salade entièrement différente chaque jour de la semaine. Ce qui ne vous empêche pas d'adopter la solution de facilité avec un mélange vendu en sachet (tout à fait acceptable !) – ajoutez juste des protéines et des haricots.

Assortiment géant de sandwichs : J'aime les petits pains aux céréales – ils sont bons et offrent une surface confortable – mais les tranches de pain allégé font très bien l'affaire aussi. Comme pour la salade, vous pouvez changer quotidiennement leur composition en variant les protéines et les légumes. Ne manquez pas les astuces pour les emporter partout !

Légumes et bol de haricots accompagnés de yaourt à la grecque : Une extraordinaire option végétarienne, à composer soi-même ! J'aime y ajouter des champignons, des courgettes et des haricots noirs. La feta apporte le goût et le yaourt rend le tout bien nourrissant. À emporter pour le déjeuner – parfait pour manger sur le pouce !

Poisson ou poulet des filles qui ont toujours faim, avec légumes chauds et salade : Un dîner bien nourrissant. Il suffit de si peu d'ajouts pour le rendre délicieux que c'en est incroyable ! Et avec tant de protéines, de sauces et de légumes différents (vous voyez où je veux en venir ?), les variations sont illimitées. TROP BON !

Bol de poulet Affam-fredo : Délicieux avec tofu et vermicelles de konjac, mon option préférée de pâtes pauvres en hydrates de carbone (et calories). On peut également opter pour du coleslaw de brocoli. Une fois attendris, les petits bouquets de brocoli prennent une texture qui fait penser à celle des nouilles. Vous obtiendrez un bol délicieusement crémeux et nourrissant.

Sauté spécial Grande gourmande : Très facile à préparer et très nourrissant. Et puis, avec une telle sélection de sauces, vous pourrez en changer chaque fois le goût. Sans compter qu'il existe une variante extra-rapide à ce repas, qui se prépare presque toute seule.

Tout sur les casse-croûte...

Outre ces trois repas par jour, choisissez trois casse-croûte dans le chapitre qui leur est consacré (page 186). Il y a ceux qu'on trouve tout préparés, les vite faits, et ceux qui nécessitent une recette. Comme pour les repas, je vous conseille d'en essayer plusieurs pour voir ceux qui vous conviennent le mieux. Il existe des options avec d'énormes portions, d'autres pleines de protéines ou de fibres… Parfois les trois en même temps. Il y a aussi les casse-croûte destinées à combler les envies de petits plaisirs comme le chocolat, les chips… ou même les pizzas et les frites ! Alors passez-y le temps qu'il faut pour trouver vos préférés.

De l'eau, de l'eau, PARTOUT

J'estime qu'il est essentiel de boire de l'eau quand on veut perdre du poids : pour s'hydrater, pour garder son énergie, ou pour couper un peu la faim. On a vite fait d'oublier cet élément pourtant essentiel, mais appliquez-vous à boire au minimum un litre et demi par jour. Buvez également au moins deux grands verres en dehors des heures de repas. Si vous préférez, buvez à la paille, cela peut BEAUCOUP aider ! Et si l'eau plate vous ennuie, vous pouvez l'aromatiser au citron, jaune ou vert, ou encore aux tranches de concombre.

Le décompte des calories (et des encas supplémentaires)

Tout compris, ce programme se base sur la consommation de 1 300 calories par jour. Si vous avez plus de 35 kilos à perdre, que vous faites beaucoup d'exercice ou que vous trouvez simplement ce nombre de calories insuffisant pour vous, ajoutez l'un de ces encas par jour :

* 100 calories de fruits (voir la charte des fruits page 192) avec 1 yaourt à la grecque maigre
* 100 calories de fruits (voir la charte des fruits page 192) avec une douzaine d'amandes ou 24 pistaches
* 90 g d'escalope de dinde sans sel ajouté avec une centaine de calories de légumes (voir la charte des légumes page 193)

Et maintenant, vous êtes prêt !

Précieux conseil ! L'eau citronnée au petit-déjeuner

Alors que tout le monde se demande si cela aide vraiment à brûler les graisses, moi, je bois de l'eau chaude citronnée parce que j'aime ça, et j'ai l'impression que c'est une façon plus saine de commencer la journée qu'avec du café ou du thé (d'autant que j'y ajoute souvent un édulcorant). Et puis je trouve que ça m'aide à me rassasier. Ajoutez juste un bon quartier de citron ou une giclée de jus. (Vous pouvez toujours boire votre café ensuite.)

Bon à savoir : les boissons de base

Cela devrait être une évidence, mais je préfère ne pas prendre de risques. Jus de fruits, sodas, boissons énergisantes… Voilà qui peut ajouter des centaines de calories à votre décompte et sérieusement limiter votre perte de poids. Au lieu de boire un jus de fruits, mangez un fruit en guise de casse-croûte ; il contient des fibres et vous calera beaucoup mieux. Si vous avez envie d'un breuvage sucré, rabattez-vous sur les boissons allégées, par exemple le thé glacé ou les sodas aux fruits « zéro calorie ». Toutefois, je recommande de ne pas en consommer plus de deux verres par jour, car elles contiennent quand même quelques calories et peuvent vous ouvrir l'appétit.

JOUR 1

PETIT-DÉJEUNER

¼ de litre d'eau chaude, à température ambiante ou froide.

Choisissez un de ces trois plats :

* Méga bol de fruits et yaourt (page 130)
* Œufs brouillés et petit pain (page 131)
* Flocons d'avoine gonflés à bloc (page 132)

DÉJEUNER

¼ de litre d'eau à température ambiante ou froide.

Choisissez un de ces trois plats :

* Monstrueuse salade au poulet, à la dinde ou au thon (page 134)
* Assortiment géant de sandwichs au thon, à la dinde ou au poulet (page 137)
* Légumes et bol de haricots accompagnés de yaourt à la grecque (page 138)

DÎNER

¼ de litre d'eau à température ambiante ou froide.

Choisissez un de ces trois plats :

* Poisson ou poulet à la Grande gourmande avec légumes chauds et salade (page 141)
* Bol de poulet Affam-fredo (page 140)
* Sauté spécial Grande gourmande (page 142)

CASSE-CROÛTE

Choisissez une de ces TROIS propositions :

* Casse-croûte sur le pouce (page 190)
* Casse-croûte vite faits (page 200)
* Casse-croûte maison (page 204)

Chacun se consomme avec ¼ de litre d'eau à température ambiante ou froide.

Petit rappel de la Grande gourmande : n'oubliez pas vos deux verres d'eau supplémentaires (de ¼ de litre chacun) à répartir dans la journée.

Mesurez, mesurez !

Il est très important de peser vos ingrédients. La perte de poids se base sur l'apport par rapport à la perde de calories. Si vous ne mesurez pas correctement vos aliments, vous risquez d'en absorber davantage que vous ne le pensez.

Bon à savoir : la manie du super repas

Ce programme comprend d'énormes repas très nourrissants, avec beaucoup de légumes. Si vous vous sentez rassasié avant la fin du repas, gardez le reste pour plus tard dans la journée. Si vous éprouvez une petite faim, cela vous évitera de recourir à des encas imprévus. Vous pouvez même diviser un repas en deux mini-repas. Cependant, je vous encourage à manger toute la nourriture prévue quotidiennement à un moment ou un autre de la journée.

Recommandations : l'étape du petit-déjeuner

Vérifiez à quel point chacun des petits-déjeuners proposés cette semaine vous rassasient. Tout le monde ne réagit pas de la même façon. Vous sentez-vous encore assouvi longtemps après l'un mais affamé peu après un autre ? Notez ces comportements de façon à pouvoir ensuite en tenir compte lorsque vous choisirez vos menus.

* SEMAINE 1 *

JOUR 2

PETIT-DÉJEUNER

¼ de litre d'eau chaude, à température ambiante ou froide.

Choisissez un de ces trois plats :

* Méga bol de fruits et yaourt (page 130)
* Œufs brouillés et petit pain (page 131)
* Flocons d'avoine gonflés à bloc (page 132)

DÉJEUNER

¼ de litre d'eau à température ambiante ou froide.

Choisissez un de ces trois plats :

* Monstrueuse salade au poulet, à la dinde ou au thon (page 134)
* Assortiment géant de sandwichs au thon, à la dinde ou au poulet (page 137)
* Légumes et bol de haricots accompagnés de yaourt à la grecque (page 138)

DÎNER

¼ de litre d'eau à température ambiante ou froide.

Choisissez un de ces trois plats :

* Poisson ou poulet à la Grande gourmande avec légumes chauds et salade (page 140)
* Bol de poulet Affam-fredo (page 142)
* Sauté spécial Grande gourmande (page 144)

CASSE-CROÛTE

Choisissez une de ces TROIS propositions :

* Casse-croûte sur le pouce (page 190)
* Casse-croûte vite faits (page 200)
* Casse-croûte maison (page 204)

Chacun se consomme avec ¼ de litre d'eau à température ambiante ou froide.

Petit rappel de la Grande gourmande : le Bol Affam-fredo peut être fait avec des vermicelles au tofu ou du coleslaw de brocoli. Essayez les deux et voyez ce que vous préférez.

Astuces pour un dîner dehors réussi

S'il n'existe pas de meilleure garantie que de faire sa cuisine soi-même, les dîners dehors font partie de la vie et cela vous arrivera forcément. Profitez de cette semaine pour mémoriser l'aspect de chaque portion proposée. Ainsi, durant vos sorties, vous pourrez choisir des plats compatibles avec votre régime.

Regardez le site Web du restaurant avant de partir et sélectionnez au préalable ce que vous allez commander. Ainsi, vous éviterez de choisir sur place, lorsque vous aurez faim. C'est tout simple et très FUTÉ !

Pour un guide complet sur les dîners dehors, reportez-vous à la page 104.

Mangez TOUT ce qui est prévu au programme !

Ce régime est spécifiquement conçu pour vous assurer une alimentation satisfaisante et équilibrée, aussi chaque détail compte : légumes, protéines, fruit, lipides sains tels que les fruits secs et l'huile d'olive… Respectez bien chaque repas, n'excluez rien. N'oubliez pas que vous pouvez toujours garder les restes pour un autre moment de la journée.

Et l'exercice dans tout ça ?

L'exercice – même modéré – peut vraiment accélérer votre perte de poids. Reportez-vous au guide d'exercices page 118 pour y glaner des idées et une bonne motivation !

JOUR 3

PETIT-DÉJEUNER

¼ de litre d'eau chaude, à température ambiante ou froide.

Choisissez un de ces trois plats :

* Méga bol de fruits et yaourt (page 130)
* Œufs brouillés et petit pain (page 131)
* Flocons d'avoine gonflés à bloc (page 132)

DÉJEUNER

¼ de litre d'eau à température ambiante ou froide.

Choisissez un de ces trois plats :

* Monstrueuse salade au poulet, à la dinde ou au thon (page 134)
* Assortiment géant de sandwichs au thon, à la dinde ou au poulet (page 137)
* Légumes et bol de haricots accompagnés de yaourt à la grecque (page 138)

DÎNER

¼ de litre d'eau à température ambiante ou froide.

Choisissez un de ces trois plats :

* Poisson ou poulet à la Grande gourmande avec légumes chauds et salade (page 140)
* Bol de poulet Affam-fredo (page 142)
* Sauté spécial Grande gourmande (page 144)

CASSE-CROÛTE

Choisissez une de ces TROIS propositions :

* Casse-croûte sur le pouce (page 190)
* Casse-croûte vite faits (page 200)
* Casse-croûte maison (page 204)

Chacun se consomme avec ¼ de litre d'eau à température ambiante ou froide.

Des raccourcis qui font gagner du temps

Si un repas prévoit des légumes riches en fibres…
Achetez-les plutôt surgelés ou en conserve – plus besoin de couper ni de cuire ! Vérifiez les étiquettes pour vous assurer qu'aucun ingrédient n'y a été ajouté. (Cherchez les variétés sans sel.) S'ils sont surgelés, faites-leur passer la nuit au réfrigérateur ou passez-les directement au micro-ondes.

Légumes riches en fibres en conserve : tomates, haricots verts, carottes.

Légumes riches en fibres surgelés (seuls ou mélangés) : poivrons, oignons, haricots verts, pois mangetout, germes de soja, choux de Bruxelles, carottes.

Trouvailles : il existe des mélanges de bouquets de brocoli et carottes ou d'oignons et poivrons prêts à frire.

Si un repas prévoit d'importantes quantités de légumes…
Là aussi, vous pouvez vous rabattre sur les versions surgelées ou en boîte. Comme toujours, vérifiez bien les ingrédients pour vous assurer que rien n'a été ajouté. (Et préférez toujours les versions sans sel.) Décongelez au réfrigérateur, réchauffez au micro-ondes, et c'est prêt.

Conserves des légumes les plus rassasiants : champignons, asperges.

Légumes les plus rassasiants surgelés (seuls ou mélangés) : champignons, courgettes, courge jaune, asperges, choux-fleurs, choux frisés.

Trouvailles : il existe des mélanges prêts à cuire, avec du chou, du chou frisé ou des épinards. Miam !

Si un repas mentionne du poulet…
Achetez-le prêt à cuire – sans sel si possible. Optez pour des aiguillettes, des escalopes ou même du poulet haché. Vous pouvez faire cuire plusieurs morceaux d'avance (voir page 116), et les consommer sur plusieurs jours. Voici un petit tableau de conversion.

Si on indique…	Cela donne…
120 g cru	85 g cuit
170 g cru	140 g cuit

JOUR 4

PETIT-DÉJEUNER

¼ de litre d'eau chaude, à température ambiante ou froide.

Choisissez un de ces trois plats :

* Méga bol de fruits et yaourt (page 130)
* Œufs brouillés et petit pain (page 131)
* Flocons d'avoine gonflés à bloc (page 132)

DÉJEUNER

¼ de litre d'eau à température ambiante ou froide.

Choisissez un de ces trois plats :

* Monstrueuse salade au poulet, à la dinde ou au thon (page 134)
* Assortiment géant de sandwichs au thon, à la dinde ou au poulet (page 137)
* Légumes et bol de haricots accompagnés de yaourt à la grecque (page 138)

DÎNER

¼ de litre d'eau à température ambiante ou froide.

Choisissez un de ces trois plats :

* Poisson ou poulet à la Grande gourmande avec légumes chauds et salade (page 140)
* Bol de poulet Affam-fredo (page 142)
* Sauté spécial Grande gourmande (page 144)

CASSE-CROÛTE

Choisissez une de ces TROIS propositions :

* Casse-croûte sur le pouce (page 190)
* Casse-croûte vite faits (page 200)
* Casse-croûte maison (page 204)

Chacun se consomme avec ¼ de litre d'eau à température ambiante ou froide.

Autres raccourcis qui font gagner du temps

Si un repas nécessite de la salade romaine ou de la laitue iceberg…
Utilisez un sachet de légumes prédécoupés mélangés. Outre les salades, on peut parfaitement prendre des carottes, mais attention aux fantaisies comme les fruits secs ou les chips de maïs.

Si un repas nécessite des blancs d'œufs durs…
Faites-en cuire plusieurs à la fois, pour en avoir des déjà prêts en cas de besoin. Voir page 115.
Ou alors, fouettez-les. Dans un bol allant au micro-ondes vaporisé d'enduit de cuisson antiadhésif, faites chauffer les blancs 1 minute. Mélangez, réchauffez encore 30 secondes, ou jusqu'à ce que ce soit cuit. Ou bien fouettez-les dans une poêle antiadhésive. Ajoutez-y des aromates tels que de l'ail en poudre, de l'oignon en poudre et du poivre noir.

Astuces ! Un encas avant le petit-déjeuner…

Jamais eu envie d'un bon repas au saut du lit ? Commencez la journée avec l'équivalent de 100 calories de fruits, un demi-fromage allégé ou 7 g de fruits secs. Ensuite, passez au petit-déjeuner prévu. Cela vous aidera à vous sentir rassasié.

Recommandations : la vérité sur le pain

De manière générale, je ne mange pas beaucoup de pain parce que pour moi c'est un plaisir irrésistible – ça me donne envie de manger DAVANTAGE de féculents. Si ce n'est pas le cas pour vous, n'hésitez pas à prendre du pain pendant ce programme. Je mentionne cela au cas où vous ne sauriez pas que le pain PEUT aiguiser l'appétit. Méfiez-vous et vérifiez comment vous réagissez.

JOUR 5

PETIT-DÉJEUNER

¼ de litre d'eau chaude, à température ambiante ou froide.

Choisissez un de ces trois plats :

* Méga bol de fruits et yaourt (page 130)
* Œufs brouillés et petit pain (page 131)
* Flocons d'avoine gonflés à bloc (page 132)

DÉJEUNER

¼ de litre d'eau à température ambiante ou froide.

Choisissez un de ces trois plats :

* Monstrueuse salade au poulet, à la dinde ou au thon (page 134)
* Assortiment géant de sandwichs au thon, à la dinde ou au poulet (page 137)
* Légumes et bol de haricots accompagnés de yaourt à la grecque (page 138)

DÎNER

¼ de litre d'eau à température ambiante ou froide.

Choisissez un de ces trois plats :

* Poisson ou poulet à la Grande gourmande avec légumes chauds et salade (page 140)
* Bol de poulet Affam-fredo (page 142)
* Sauté spécial Grande gourmande (page 144)

CASSE-CROÛTE

Choisissez une de ces TROIS propositions :

* Casse-croûte sur le pouce (page 190)
* Casse-croûte vite faits (page 200)
* Casse-croûte maison (page 204)

Chacun se consomme avec ¼ de litre d'eau à température ambiante ou froide.

Extras, extra ! (ketchup, and co.)

Peut-être vous demandez-vous comment prendre en compte ces petits extras dont vous ne pouvez vous passer : le ketchup sur les œufs, la crème dans le café, les bonbons durs… quoi que ce soit. Eh bien voilà : étant donné que la perte de poids est une question de calories absorbées par rapport aux calories brûlées, vous ne pouvez pas *ne pas* les compter. Alors, si vous êtes toujours décidé à vous offrir ces petits plaisirs, fixez une limite de 50 calories pour toute la journée. Ensuite, *réduisez de moitié* l'un de vos trois casse-croûte quotidiens. Par exemple, au lieu de 2 tasses de fraises, n'en prenez qu'une. Et restez très vigilant dans vos mesures et dans le compte de ces extras.

Déjeuner et dîner : troquez !

Vous avez envie d'emballer un Bol de poulet Affam-fredo à réchauffer pour votre déjeuner et de vous offrir une Monstrueuse salade pour le dîner ? Ou alors de déguster votre Bol de poulet Affam-fredo accompagné de légumes chauds et de salade l'après-midi pour vous offrir l'Assortiment géant de sandwichs après le travail ? Allez-y ! Vous pouvez échanger déjeuner et dîner tous les jours de la semaine.

JOUR 6

PETIT-DÉJEUNER

¼ de litre d'eau chaude, à température ambiante ou froide.

Choisissez un de ces trois plats :

* Méga bol de fruits et yaourt (page 130)
* Œufs brouillés et petit pain (page 131)
* Flocons d'avoine gonflés à bloc (page 132)

DÉJEUNER

¼ de litre d'eau à température ambiante ou froide.

Choisissez un de ces trois plats :

* Monstrueuse salade au poulet, à la dinde ou au thon (page 134)
* Assortiment géant de sandwichs au thon, à la dinde ou au poulet (page 137)
* Légumes et bol de haricots accompagnés de yaourt à la grecque (page 138)

DÎNER

¼ de litre d'eau à température ambiante ou froide.

Choisissez un de ces trois plats :

* Poisson ou poulet à la Grande gourmande avec légumes chauds et salade (page 140)
* Bol de poulet Affam-fredo (page 142)
* Sauté spécial Grande gourmande (page 144)

CASSE-CROÛTE

Choisissez une de ces TROIS propositions :

* Casse-croûte sur le pouce (page 190)
* Casse-croûte vite faits (page 200)
* Casse-croûte maison (page 204)

Chacun se consomme avec ¼ de litre d'eau à température ambiante ou froide.

Astuce de la Grande gourmande : N'oubliez pas les conseils de budget pages 80 et 82.

Les secrets de ceux qui ont réussi : Renouvelez-vous !

Je n'avais jamais mangé de coleslaw de brocoli, mais j'ai découvert que j'aimais bien ! Ça ressemble beaucoup aux pâtes… Je n'avais jamais mangé de poireau, mais c'est aussi une belle découverte.

—— Julie K. (10 kilos perdus)

J'ai bien aimé goûter des aliments que je ne connaissais pas… Je vais en ajouter certains à mon régime habituel.

—— Rachael D. (5,5 kilos perdus)

J'ai appris à essayer de nouveaux fruits et légumes qui font maintenant partie de mon alimentation quotidienne.

—— Nancy C. (4 kilos perdus)

* SEMAINE 1 *

JOUR 7

PETIT-DÉJEUNER

¼ de litre d'eau chaude, à température ambiante ou froide.

Choisissez un de ces trois plats :

* Méga bol de fruits et yaourt (page 130)
* Œufs brouillés et petit pain (page 131)
* Flocons d'avoine gonflés à bloc (page 132)

DÉJEUNER

¼ de litre d'eau à température ambiante ou froide.

Choisissez un de ces trois plats :

* Monstrueuse salade au poulet, à la dinde ou au thon (page 134)
* Assortiment géant de sandwichs au thon, à la dinde ou au poulet (page 137)
* Légumes et bol de haricots accompagnés de yaourt à la grecque (page 138)

DÎNER

¼ de litre d'eau à température ambiante ou froide.

Choisissez un de ces trois plats :

* Poisson ou poulet à la Grande gourmande avec légumes chauds et salade (page 140)
* Bol de poulet Affam-fredo (page 142)
* Sauté spécial Grande gourmande (page 144)

CASSE-CROÛTE

Choisissez une de ces TROIS propositions :

* Casse-croûte sur le pouce (page 190)
* Casse-croûte vite faits (page 200)
* Casse-croûte maison (page 204)

Chacun se consomme avec ¼ de litre d'eau à température ambiante ou froide.

SEMAINE 2

Bravo, vous avez réussi cette semaine 1 !

Le plus difficile est de prendre de nouvelles habitudes, et vous avez surmonté cet obstacle. Alors réjouissez-vous, parce que les semaines suivantes vont vous familiariser avec 50 nouvelles possibilités...

C'est votre poids qui va maintenant mesurer votre réussite. N'oubliez pas de monter sur la balance à peu près toujours à la même heure et dans la même tenue que durant la semaine 1. Si vous avez perdu du poids, félicitations ! Cela veut dire que vous avez réussi à bien suivre le régime. Continuez ainsi ! Si vous n'avez pas perdu de poids, il y a sans doute plusieurs points à réviser. Voir Éviter les faux pas les plus courants page suivante pour y glaner de précieux conseils qui vous aideront à entrer dans le train de la perte de poids. Ce régime marche pourvu qu'on s'y tienne. Alors soyez super vigilant, et vous VERREZ des résultats.

Tout comme pour la semaine 1, vous allez prendre trois repas et trois casse-croûte par jour. Si vous avez plus de 35 kilos à perdre, que vous faites beaucoup d'exercice ou que vous trouvez simplement ce nombre de calories insuffisant pour vous, il vous suffit d'ajouter un des snacks indiqués à la page 220.

Outre les classiques de la semaine 1, vous aurez le choix entre trois options supplémentaires pour chaque repas, chaque jour de la semaine ! Cela vous permettra de varier un peu les plaisirs en découvrant de nouvelles créations trompe-fringale (tacos, poulet au parmesan…), que vous trouverez toutes page 147. N'oubliez pas que vous pouvez continuer à vous régaler de CHAQUE plat de la semaine 1 durant la semaine 2 et jusqu'à la 4. Ainsi, si vous en préférez un en particulier, n'hésitez pas ! Les alternatives destinées à vous faire gagner du temps sont plutôt réservées aux journées chargées.

Vous pouvez aussi échanger déjeuner et dîner tous les jours de la semaine. Si vous préférez prendre le soir le Sauté à la va-vite de Jane et à midi le Saumon aux légumes, sésame et gingembre, allez-y !

Les programmes de repas quotidiens sont destinés à vous offrir le plus grand choix, parfois un peu fou, mais aussi à instaurer des habitudes faciles à suivre pour perdre du poids. Cependant, dans la mesure où TOUS les repas, du petit-déjeuner au dîner en passant par le déjeuner, présentent la même valeur calorique et nutritive, **vous pouvez les combiner pêle-mêle autant que ça vous chante** ! Ainsi, si vous aimez le Poulet salade à la low mein du jour 2 au point d'en vouloir à nouveau le jour 4, faites-vous plaisir ! C'est parti !

Éviter les faux pas les plus courants

Mesurez soigneusement. Utilisez des tasses à mesure *et* une balance. Assurez-vous de bien mesurer ou peser TOUS les ingrédients, surtout ceux qui sont très riches en calories comme l'huile, les fruits secs et le fromage.

Respectez bien la liste des ingrédients. Il existe une énorme différence entre le pain normal et le pain allégé. Le bœuf « normal » présente beaucoup plus de matière grasse que celui à 5 %. Le beurre comporte deux fois plus de matières grasses et de calories que l'allégé. Soyez-en toujours conscient ! Consultez la liste de courses page 98 pour plus de détail.

Buvez 1 litre ½ d'eau par jour. Vous vous sentirez plus en forme et vous risquerez moins de céder à une tentation que vous regretteriez ensuite. Car il suffit d'être un peu déshydraté pour croire qu'on a faim.

Ne buvez pas vos calories. Boissons à base de café, thé glacé sucré ou jus de fruits peuvent ajouter des centaines de calories à votre consommation quotidienne. Si vous ne pouvez pas vous passer de ce genre de boissons, rabattez-vous sur la version zéro calorie. Voyez page 32 pour obtenir davantage d'informations sur ce sujet.

Gardez une trace de chacune de vos bouchées. Assurez-vous de ne pas laisser passer quelques extras par-ci par-là. Cela peut paraître fastidieux mais la tenue d'un journal alimentaire, ÇA MARCHE ! Et, surtout, soyez scrupuleusement honnête, notez TOUT ce que vous mangez chaque jour.

Limitez les sorties. Pour les quatre semaines de ce programme. Quand vous dînez dehors, vous ne pouvez vérifier si vos plats ont été préparés exactement comme il le faudrait ou si vos portions sont exactes. Nombre d'ingrédients cachés peuvent se glisser dans votre repas. Vous obtiendrez de meilleurs résultats si c'est vous qui préparez vos repas le plus souvent possible durant ce programme. Quand vous dînez dehors, tenez-vous en aux conseils énumérés page 58.

* SEMAINE 2 *

JOUR 1

PETIT-DÉJEUNER

¼ de litre d'eau chaude, à température ambiante ou froide.

Choisissez un de ces trois plats :

* Flocons d'avoine protéinés (page 149)
* Burrito rapido au poulet et à l'avocat (page 153)
* 1 des 3 petits-déjeuners de la semaine 1 (page 130)

DÉJEUNER

¼ de litre d'eau à température ambiante ou froide.

Choisissez un de ces trois plats :

* Salade de poulet chinoise (page 160)
* Sauté à la va-vite de Jane (page 167)
* 1 des 3 déjeuners de la semaine 1 (page 134)

DÎNER

¼ de litre d'eau à température ambiante ou froide.

Choisissez un de ces trois plats :

* Tacos croquants au bœuf et salade (page 170)
* Saumon aux légumes, sésame et gingembre (page 175)
* 1 des 3 dîners de la semaine 1 (page 140)

CASSE-CROÛTE

Choisissez une de ces TROIS propositions :

* Casse-croûte sur le pouce (page 190)
* Casse-croûte vite faits (page 200)
* Casse-croûte maison (page 204)

Chacun se consomme avec ¼ de litre d'eau à température ambiante ou froide.

Déjouez vos fringales incontrôlables

Pour moi, certains aliments sont irrésistibles, si bien qu'ils me poussent à en manger sans cesse davantage et à me lancer dans une frénésie gloutonne. (Nous sommes tous passés par là !) Pour certains, c'est le chocolat – un morceau, et ils avalent toute la tablette. Pour moi, ce sont les chips, les bretzels et autres encas salés bourrés d'hydrates de carbone. Une poignée, et c'est foutu ! Il est particulièrement important de connaître ses tendances à la gloutonnerie au moment de choisir ses casse-croûte pour ce régime. Une barre chocolatée allégée constitue une option fantastique pour qui ne saurait concevoir la vie sans chocolat. Toutefois, si un encas chocolaté ne fait que stimuler vos envies de sucreries au lieu de les apaiser, je vous conseillerais plutôt de passer votre chemin. Quels sont VOS irrésistibles ? Réfléchissez-y… Et sélectionnez vos casse-croûte en conséquence !

* SEMAINE 2 *

JOUR 2

PETIT-DÉJEUNER

¼ de litre d'eau chaude, à température ambiante ou froide.

Choisissez un de ces trois plats :

* Bol de yaourt aux fruits tropicaux (page 157)
* Muffin aux œufs (page 154)
* 1 des 3 petits-déjeuners de la semaine 1 (page 130)

DÉJEUNER

¼ de litre d'eau à température ambiante ou froide.

Choisissez un de ces trois plats :

* Poulet salade à la low mein (page 168)
* Salade de légumes fantastiques (page 162)
* 1 des 3 déjeuners de la semaine 1 (page 134)

DÎNER

¼ de litre d'eau à température ambiante ou froide.

Choisissez un de ces trois plats :

* Poulet au parmesan et pâtes en sauce (page 184)
* Big burger et salade (page 166)
* 1 des 3 dîners de la semaine 1 (page 140)

CASSE-CROÛTE

Choisissez une de ces TROIS propositions :

* Casse-croûte sur le pouce (page 190)
* Casse-croûte vite faits (page 200)
* Casse-croûte maison (page 204)

Chacun se consomme avec ¼ de litre d'eau à température ambiante ou froide.

Pssst... l'une des options du petit-déjeuner de demain est un parfait aux flocons d'avoine. Pour gagner du temps le matin, faites cuire vos flocons ce soir et laissez-les au réfrigérateur toute la nuit.

Les secrets de ceux qui ont réussi : Prévoyez !

J'aimais bien couper des légumes frais achetés au marché pour qu'il soient prêts quand je rentrais le soir. Je faisais cuire d'avance mes big burgers, ma viande de taco et mon poulet, pour pouvoir dîner dès mon retour, après une longue journée au travail.

—— Michelle M. (7 kilos perdus)

J'ai toujours préparé mes flocons d'avoine et mes yaourts la veille au soir, pour y ajouter des fruits secs et des fruits le lendemain au travail. Il m'était plus facile de suivre le programme quand j'avais tout préparé à l'avance.

—— Lori F. (6 kilos perdus)

J'ai fini par me remplir des boîtes plastiques, genre Tupperware, de légumes finement coupés, puis je les classais : riches en fibres, peu caloriques, et les mesurais comme tels.

—— Donna F. (3,5 kilos perdus)

J'aime bien le muffin Hungry Girl. J'en préparais sept à la fois et les congelais. C'était parfait !

—— Gary M. (10 kilos perdus)

JOUR 3

PETIT-DÉJEUNER

¼ de litre d'eau chaude, à température ambiante ou froide.

Choisissez un de ces trois plats :

* Parfait de flocons d'avoine aux fraises et à la pêche (page 150)
* Gros œufs à la grecque (page 156)
* 1 des 3 petits-déjeuners de la semaine 1 (page 130)

DÉJEUNER

¼ de litre d'eau à température ambiante ou froide.

Choisissez un de ces trois plats :

* Salade du chef classique (page 164)
* Aiguillettes de poulet à la nugget et salade (page 183)
* 1 des 3 déjeuners de la semaine 1 (page 134)

DÎNER

¼ de litre d'eau à température ambiante ou froide.

Choisissez un de ces trois plats :

* Poulet en barbecue balsamique et salade (page 179)
* Sauté de tofu fantastique (page 171)
* 1 des 3 dîners de la semaine 1 (page 140)

CASSE-CROÛTE

Choisissez une de ces TROIS propositions :

* Casse-croûte sur le pouce (page 190)
* Casse-croûte vite faits (page 200)
* Casse-croûte maison (page 204)

Chacun se consomme avec ¼ de litre d'eau à température ambiante ou froide.

Les secrets de ceux qui ont réussi : Buvez de l'eau... encore et encore.

J'ai bu la quantité d'eau préconisée tous les jours et parfois même plus que conseillé.

—— Terri V. (7 kilos perdus)

J'avais un pichet de 2 litres que je remplissais deux fois par jour. Je buvais le tout.

—— Jenny H. (3,5 kilos perdus)

Maintenant, je suis accro à l'eau. Je bois au minimum huit verres, voire plus si j'ai une séance d'entraînement !!!

—— Kier O. (4 kilos perdus)

Des portions futées

Parfois, vous n'aurez ni tasse ni balance pour mesurer vos aliments – comme au restaurant ou à des déjeuners de travail. Mais si vous prêtez attention à la taille des portions quand vous les pesez et les mesurez, vous arriverez à pouvoir les évaluer d'un coup d'œil à peu près infaillible si vous manquez d'instruments. Soyez attentif ! Quand vous préparez votre monstrueuse salade, essayez d'abord de jauger 115 g de dinde ou de poulet. Ensuite pesez-les, pour vérifier.

* SEMAINE 2 *

JOUR 4

PETIT-DÉJEUNER

¼ de litre d'eau chaude, à température ambiante ou froide.

Choisissez un de ces trois plats :

* Bol en folie au yaourt et fruits rouges (page 158)
* Œufs en tasse aux légumes (page 155)
* 1 des 3 petits-déjeuners de la semaine 1 (page 130)

DÉJEUNER

¼ de litre d'eau à température ambiante ou froide.

Choisissez un de ces trois plats :

* Salade de poulet barbecue (page 161)
* Mix de thon et salade (page 169)
* 1 des 3 déjeuners de la semaine 1 (page 134)

DÎNER

¼ de litre d'eau à température ambiante ou froide.

Choisissez un de ces trois plats :

* Poulet façon pizza et spaghetti en sauce (page 173)
* Salade fajitas (page 163)
* 1 des 3 dîners de la semaine 1 (page 140)

CASSE-CROÛTE

Choisissez une de ces TROIS propositions :

* Casse-croûte sur le pouce (page 190)
* Casse-croûte vite faits (page 200)
* Casse-croûte maison (page 204)

Chacun se consomme avec ¼ de litre d'eau à température ambiante ou froide.

Astuce de la Grande gourmande : Le sel vous inquiète ? Vous trouverez une page entière d'informations à ce sujet page 112.

Plan en trois étapes pour vaincre sa faim

Soyons clairs : il est peu probable que vous ayez faim durant ce régime – surtout après quelques jours – parce que les repas et les casse-croûte sont copieux. Toutefois, si ça devait se produire, voici comment y faire face…

1. Petit rappel : si vous ne terminez pas un repas, GARDEZ-LE pour plus tard. En cas de fringale, vous pourrez manger ce qu'il vous reste.

2. Buvez un grand verre d'eau. Conseil un peu barbant, certes, mais TRÈS efficace. Il arrive souvent qu'on confonde soif et faim, alors buvez ! Si vous avez du mal à avaler de l'eau froide, gardez-en à température ambiante. Puis attendez 5 à 10 minutes, le temps qu'elle produise son effet.

3. Si vous avez encore faim après tout ça, vous pouvez vous rabattre sur un des casse-croûte de la page 64. Ils s'avèrent particulièrement utiles quand on a 35 kilos ou plus à perdre, qu'on fait beaucoup d'exercice ou qu'on trouve simplement ce nombre de calories insuffisant.

JOUR 5

PETIT-DÉJEUNER

¼ de litre d'eau chaude, à température ambiante ou froide.

Choisissez un de ces trois plats :

* Flocons d'avoine aux pommes et aux noix (page 151)
* Bol de yaourt à la banane et aux fruits rouges (page 159)
* 1 des 3 petits-déjeuners de la semaine 1 (page 130)

DÉJEUNER

¼ de litre d'eau à température ambiante ou froide.

Choisissez un de ces trois plats :

* Coupe-coupe Grande gourmande (page 165)
* Sauté à la va-vite de Jane (page 167)
* 1 des 3 déjeuners de la semaine 1 (page 134)

DÎNER

¼ de litre d'eau à température ambiante ou froide.

Choisissez un de ces trois plats :

* Poulet aux fajitas toastées (page 177)
* Poulet salade à la low mein (page 168)
* Un des 3 dîners de la semaine 1 (page 140)

CASSE-CROÛTE

Choisissez une de ces TROIS propositions :

* Casse-croûte sur le pouce (page 190)
* Casse-croûte vite faits (page 200)
* Casse-croûte maison (page 204)

Chacun se consomme avec ¼ de litre d'eau à température ambiante ou froide.

Coup d'œil sur les dîners dehors

Il reste tout à fait possible de manger au restaurant tout en suivant ce régime. Voici un guide rapide de repas sans risque. Ne manquez pas non plus le chapitre consacré aux dîners dehors page 104.

Astuce de la Grande gourmande : Avant de vous rendre au restaurant, vérifiez le menu en ligne. Choisissez tout de suite ce que vous allez commander, au risque de céder à la tentation.

Autre astuce : Emportez toujours un encas soigneusement pesé d'amandes ou de pistaches. Il constituera un excellent casse-croûte de secours (pour en savoir plus sur les Encas de secours, rendez-vous page 64) et sera parfait ajouté à un petit-déjeuner yaourt et fruit.

Petit-déjeuner…

Fruit et yaourt : Si vous ne trouvez pas de yaourt à la grecque maigre, prenez 170 g de yaourt maigre, que vous dégusterez avec un gros fruit ou une salade de fruits et 15 g d'amandes ou de pistaches (environ 12 amandes ou 24 pistaches). Facile et délicieux !

Blancs d'œufs ou œufs brouillés : Éliminez le fromage mais prenez beaucoup de légumes et un peu d'huile ou de beurre, ou pas du tout. Prenez aussi une tranche de pain complet, que vous allez tartiner non pas de beurre mais d'un peu de confiture. Ajoutez un morceau de fruit ou un peu de salade de fruits, et vous obtenez un petit-déjeuner à avaler sans complexe.

Déjeuner et dîner…

Salade de poulet ou de dinde : Oubliez les croûtons, le fromage et les garnitures croustillantes. Tenez vous-en aux légumes frais, verts ou non, additionnés d'une tranche de poulet maigre de la taille de votre main, à peu près. Demandez soit de l'huile et du vinaigre, soit une sauce allégée, et n'en prenez pas beaucoup. (Arrosez sans inonder.)

Poisson ou poulet avec salade et légumes chauds : Faites cuire votre portion de protéines, bouillie ou grillée à sec, ou avec un tout petit peu d'huile. Commandez des légumes cuits à la vapeur (une double portion si le plat comporte normalement un accompagnement à base de féculents.) Ajoutez un filet de citron pour le goût.

JOUR 6

PETIT-DÉJEUNER

¼ de litre d'eau chaude, à température ambiante ou froide.

Choisissez un de ces trois plats :

* Flocons d'avoine aux myrtilles et aux amandes (page 152)
* Bol de yaourt aux fruits tropicaux (page 157)
* 1 des 3 petits-déjeuners de la semaine 1 (page 130)

DÉJEUNER

¼ de litre d'eau à température ambiante ou froide.

Choisissez un de ces trois plats :

* Salade fajitas (page 163)
* Poulet en barbecue balsamique et salade (page 179)
* 1 des 3 déjeuners de la semaine 1 (page 134)

DÎNER

¼ de litre d'eau à température ambiante ou froide.

Choisissez un de ces trois plats :

* Plateau de fromage grillé (page 176)
* Tacos croquants au bœuf et salade (page 170)
* Un des 3 dîners de la semaine 1 (page 140)

CASSE-CROÛTE

Choisissez une de ces TROIS propositions :

* Casse-croûte sur le pouce (page 190)
* Casse-croûte vite faits (page 200)
* Casse-croûte maison (page 204)

Chacun se consomme avec ¼ de litre d'eau à température ambiante ou froide.

Pssst... l'une des options du petit-déjeuner de demain est un parfait aux flocons d'avoine. Pour gagner du temps le matin, faites cuire vos flocons ce soir et laissez-les au réfrigérateur toute la nuit.

Super casse-croûte trompe-fringale

Qui a dit qu'on ne pouvait s'offrir ses plats préférés, par exemple de la pizza ou des frites, quand on est au régime ?

Si vous avez une envie folle d'un truc chaud et plein de fromage, prenez…

Nouilles crémeuses au fromage (page 200)

Tartine de courgette au fromage (page 208)

Parfaite pizza-bella (page 211)

Si vous avez une envie folle de chocolat, prenez…

Fraises aux pépites de chocolat (page 217)

Bouchée de Cannoli (page 219)

Si vous avez une envie folle de frites, prenez…

Fabuleuses frites de courge (page 209)

Frites de carottes vite faites (page 210)

Si vous avez une envie folle de chips ou de popcorn, prenez…

Chips de chou frisé (page 200)

Croustilles de tortilla faites maison (page 212)

Sachet de 100 calories de chips ou de tortillas

Sachet de 100 calories de popcorn micro-ondes

Si vous avez une envie folle de gâteau ou de pâtisserie, prenez…

Mug de tarte aux pommes (page 202)

Yaourt maigre

Tarte tatin aux fraises (page 213)

JOUR 7

PETIT-DÉJEUNER

¼ de litre d'eau chaude, à température ambiante ou froide.

Choisissez un de ces trois plats :

* Œufs en tasse aux légumes (page 155)
* Parfait de flocons d'avoine aux fraises et à la pêche (page 150)
* 1 des 3 petits-déjeuners de la semaine 1 (page 130)

DÉJEUNER

¼ de litre d'eau à température ambiante ou froide.

Choisissez un de ces trois plats :

* Salade du chef classique (page 164)
* Big burger et salade (page 166)
* 1 des 3 déjeuners de la semaine 1 (page 134)

DÎNER

¼ de litre d'eau à température ambiante ou froide.

Choisissez un de ces trois plats :

* Saumon aux légumes, sésame et gingembre (page 175)
* Poulet au parmesan et pâtes en sauce (page 184)
* Un des 3 dîners de la semaine 1 (page 140)

CASSE-CROÛTE

Choisissez une de ces TROIS propositions :

* Casse-croûte sur le pouce (page 190)
* Casse-croûte vite faits (page 200)
* Casse-croûte maison (page 204)

Chacun se consomme avec ¼ de litre d'eau à température ambiante ou froide.

SEMAINE 3

Vous êtes bien parti !

Vous arrivez à la moitié de ce programme de démarrage de quatre semaines. Quel exploit ! Bravo à vous si vous avez tenu bon. Et si votre conduite n'a pas été parfaite, il est encore temps de repartir d'un bon pied. Il vous reste deux semaines complètes – largement de quoi obtenir des résultats spectaculaires !

Il est temps de vous peser encore pour vérifier vos progrès. Toujours pareil : à la même heure et dans le même genre de vêtements. Haut les cœurs ! Si vous avez beaucoup perdu la première semaine, le résultat pourrait vous sembler moins spectaculaire cette fois. C'est absolument normal. Alors ne vous laissez pas décourager. Continuez sur cette voie et vous perdrez encore des kilos. Si vous n'avez pas perdu de poids cette semaine, relisez Éviter les faux pas les plus courants, page 48. Et remettez-vous au régime, dès MAINTENANT.

La semaine 3 va vous donner une occasion fantastique de vous motiver et de suivre le régime d'aussi près que possible. Le moment est aussi venu d'ajouter une activité physique à votre emploi du temps. Si vous en suivez déjà une, passez au niveau supérieur. Si vous ne faites aucun sport, songez à vous y mettre. Commencez par un DVD d'entraînement, ou appelez un ami pour partager des moments jogging ou marche rapide. Si vous cherchez des idées d'exercices – y compris pour les débutants – voyez la page 118.

Avant de plonger dans la deuxième partie du programme, prenez connaissance de ces trois rappels importants.

1. Le rythme des plats quotidiens est destiné à faciliter votre perte de poids tout en restant agréable et varié. Mais vous pouvez les intervertir à volonté. N'hésitez pas à prendre plusieurs fois le même, ou à échanger dîner et déjeuner. Et n'oubliez pas ceux de la semaine 1… Ce sont d'extraordinaires bases dont vous devez pouvoir profiter tout au long du programme.

2. Outre le ¼ de litre d'eau à chaque repas ou avec chaque casse-croûte, buvez encore ½ litre (ou plus) dans la journée.

3. Si vous avez plus de 35 kilos à perdre, que vous faites beaucoup d'exercice ou que vous trouvez simplement ce nombre de calories insuffisant pour vous, vous pouvez envisager de prendre l'un des casse-croûte complémentaires de la page 64. Cependant, vous pourriez peut-être relever le défi de vous en passer. Cela pourrait singulièrement accélérer votre perte de poids. Essayez et voyez comment vous vous sentez.

C'est parti pour une étonnante troisième semaine. Bon appétit !

Encas de secours

Comme le dit l'adage bien connu, qui ne suit pas de programme court à l'échec. C'est vrai ! Alors gardez toujours un encas sous la main…

Dans votre sac, sac à dos, sac de gym, etc. :

Paquet de 100 calories d'amandes

Barre protéinée de 100 calories ou barre de 200 calories

Dans votre bureau :

Boîtes de 100 g de thon au naturel (100 calories)

Fruit (poire, pomme ou banane)

Sachets de 100 calories de fruits lyophilisés

Sachets de 100 calories de popcorn micro-ondes allégé

Dans le frigo du bureau :

Portions de fromage allégé (à associer avec des fruits frais ou secs)

Yaourt maigre (aromatisé ou nature à la grecque)

Escalope de dinde sans sel ajouté et concombre

Légumes coupés avec leur sauce

Fruit en morceaux

Voyez la section Casse-croûte sur le pouce page 190 pour plus d'informations.

* SEMAINE 3 *

JOUR 1

PETIT-DÉJEUNER

¼ de litre d'eau chaude, à température ambiante ou froide.

Choisissez un de ces trois plats :

* Muffin aux œufs (page 154)
* Flocons d'avoine protéinés (page 149)
* 1 des 3 petits-déjeuners de la semaine 1 (page 130)

DÉJEUNER

¼ de litre d'eau à température ambiante ou froide.

Choisissez un de ces trois plats :

* Salade de légumes fantastiques (page 162)
* Poulet façon pizza et spaghetti en sauce (page 173)
* 1 des 3 déjeuners ou dîners de la semaine 1 (pages 134 à 144)

DÎNER

¼ de litre d'eau à température ambiante ou froide.

Choisissez un de ces trois plats :

* Sauté de tofu fantastique (page 171)
* Salade de poulet barbecue (page 161)
* 1 des 3 déjeuners ou dîners de la semaine 1 (page 134 à 144)

CASSE-CROÛTE

Choisissez une de ces TROIS propositions :

* Casse-croûte sur le pouce (page 190)
* Casse-croûte vite faits (page 200)
* Casse-croûte maison (page 204)

Chacun se consomme avec ¼ de litre d'eau à température ambiante ou froide.

Surmonter un écart...

N'est parfait, ni vous, ni moi, ni PERSONNE. Alors ne laissez pas un faux pas gâcher tout votre régime et ne vous culpabilisez pas pour autant. C'est humain. N'y pensez plus et continuez...

Certaines personnes se servent de ce genre d'écart comme d'une excuse pour se laisser aller, provoquant un effet boule de neige qui va devenir difficile à surmonter. Si vous mangez trop ou prenez un repas riche en calories, ce n'est pas une raison pour gaspiller le reste de la journée. Ce genre d'attitude n'a rien de productif et pourrait vous conduire à saboter votre semaine, si ce n'est le MOIS entier.

Ne vous affamez pas pour autant, ne vous punissez pas. Cela ne risque que d'empirer les choses, car vous allez faire passer votre corps d'un extrême à l'autre. Et il n'est jamais recommandé de consommer moins de 1 200 calories par jour, cela ne risquerait que d'interrompre votre perte de poids. Le mieux pour reprendre le droit chemin consiste à recoller immédiatement au programme – dès le REPAS OU ENCAS SUIVANT.

Les secrets de ceux qui ont réussi : L'eau citronnée !

Je bois constamment mon eau citronnée. Je garde une bouilloire à portée de la main au travail et en avale plusieurs tasses par jour.

—— Michelle M. (7 kilos perdus)

Je crois que c'est la meilleure solution, et j'ai suivi ce conseil chaque jour. J'en suis à boire entre quatre et cinq grandes bouteilles d'eau citronnée par jour et, franchement, je me sens mieux...

—— Collenn M. (6,5 kilos perdus)

* SEMAINE 3 *

JOUR 2

PETIT-DÉJEUNER

¼ de litre d'eau chaude, à température ambiante ou froide.

Choisissez un de ces trois plats :

* Bol en folie au yaourt et fruits rouges (page 158)
* Burrito rapido au poulet et à l'avocat (page 153)
* 1 des 3 petits-déjeuners de la semaine 1 (page 130)

DÉJEUNER

¼ de litre d'eau à température ambiante ou froide.

Choisissez un de ces trois plats :

* Salade de poulet chinoise (page 160)
* Poulet aux fajitas toastées (page 177)
* 1 des 3 déjeuners ou dîners de la semaine 1 (pages 134 à 144)

DÎNER

¼ de litre d'eau à température ambiante ou froide.

Choisissez un de ces trois plats :

* Aiguillettes de poulet à la nugget et salade (page 183)
* Mix de thon et salade (page 169)
* 1 des 3 déjeuners ou dîners de la semaine 1 (pages 134 à 144)

CASSE-CROÛTE

Choisissez une de ces TROIS propositions :

* Casse-croûte sur le pouce (page 190)
* Casse-croûte vite faits (page 200)
* Casse-croûte maison (page 204)

Chacun se consomme avec ¼ de litre d'eau à température ambiante ou froide.

Petit rappel de la Grande gourmande : Vous dînez dehors ? Pas d'improvisation ! Rendez-vous à la page 104 pour toutes les informations nécessaires.

Exhausteurs de goût sans calories

Personnalisez vos repas avec des aromates dépourvues de calories.

Flocons de piment rouge – Je suis fan de cuisine pimentée. C'est délicieux, ça m'empêche de trop manger (c'est tellement fort…) et ça me fait boire beaucoup d'eau. Ces flocons son particulièrement délicieux avec de la cuisine italienne ou asiatique. Attention quand même : ça décoiffe !

Oignon, ail ou paprika en poudre – Ce qu'il y a de génial avec ces épices et aromates de base c'est qu'ils produisent un effet infaillible sans altérer le goût du plat ; au contraire, ils ne font que le rehausser. J'en ajoute toujours dans mes œufs et mes sautés.

Assaisonnements sans sel – Beaucoup de plats de ce programme recommandent un assaisonnement sans sel, qui transforme en un tour de main le poulet ou le poisson en quelque chose d'absolument succulent et sans ajouter un *gramme* de sel ! Essayez-les aussi sur les légumes vapeur. C'est DIVIN !

Basilic frais, coriandre et autres herbes – J'ADORE les herbes fraîches. Elles donnent un meilleur goût à tout. Répandez du basilic sur votre Bol de poulet Affam-fredo (page 142) ; ajoutez de la coriandre à vos tacos (page 170) ou à la Salade fajitas (page 163) ; ou répandez de l'aneth frais sur les Sandwichs au thon (page 137).

Jus de citron jaune ou vert – Les jus d'agrumes relèveront le goût de vos repas. On connaît tous le quartier de citron pressé sur du poisson – un grand classique –, mais essayez un peu de jus de citron jaune ou vert sur une salade ou sur des légumes vapeur… ou même sur un fruit !

JOUR 3

PETIT-DÉJEUNER

¼ de litre d'eau chaude, à température ambiante ou froide.

Choisissez un de ces trois plats :

* Flocons d'avoine aux pommes et aux noix (page 151)
* Gros œufs à la grecque (page 156)
* 1 des 3 petits-déjeuners de la semaine 1 (page 130)

DÉJEUNER

¼ de litre d'eau à température ambiante ou froide.

Choisissez un de ces trois plats :

* Coupe-coupe Grande gourmande (page 165)
* Poulet salade à la low mein (page 168)
* 1 des 3 déjeuners ou dîners de la semaine 1 (page 134 à 144)

DÎNER

¼ de litre d'eau à température ambiante ou froide.

Choisissez un de ces trois plats :

* Poisson fruité avec pomme au four en robe d'alu et salade (page 181)
* Poulet au parmesan et pâtes en sauce (page 184)
* 1 des 3 déjeuners ou dîners de la semaine 1 (page 134 à 144)

CASSE-CROÛTE

Choisissez une de ces TROIS propositions :

* Casse-croûte sur le pouce (page 190)
* Casse-croûte vite faits (page 200)
* Casse-croûte maison (page 204)

Chacun se consomme avec ¼ de litre d'eau à température ambiante ou froide.

Repas de supermarché en cinq minutes

Vous croyez ne pas avoir le temps de préparer un déjeuner ou un dîner conforme au programme ? Allons donc ! Vous avez bien chez vous quelques aliments de base, il ne vous reste qu'à compléter.

Un sauté de légumes congelés, des fleurettes de brocoli surgelées, une bouteille de sauce à moins de 25 calories par cuillerée à soupe, des blancs de poulet sans la peau prêts à cuire.
Décongelez au micro-ondes deux tasses de sauté de légumes avec 1 tasse ½ de brocoli. Ajoutez-y 110 g de poulet, 2 cuillerées à soupe de sauce et 1 cuillerée à café d'huile. Réchauffez et dégustez !

Un paquet de 450 g de salade verte mélangée, 150 g de thon en boîte, un sachet de haricots mangetout, des champignons en tranches et des haricots noirs en boîte.
Dosez une tasse de mangetout, une autre de champignons et ¼ de tasse de haricots. Rincez les haricots et versez-les dans les légumes avec le thon, ajoutez 1 ½ cuillerée à soupe de vinaigre et 1 cuillerée à soupe d'huile. La salade parfaite !

Un sachet de 350 g de coleslaw de brocoli vapeur, un pot de crème allégée, 2 portions de crème de gruyère (type Vache qui rit) allégée et un paquet de blancs de poulet sans la peau précuit.
Cuisez les brocoli à la vapeur, mélangez 2 portions de crème de gruyère et 2 cuillerées à soupe de crème. Passez le mélange au micro-ondes, mélangez et ajoutez 110 g de poulet. Assaisonnez avec de l'ail en poudre et du paprika, si vous aimez. Un régal !

Un paquet de 100 calories de petits pains à sandwich ou des tranches de pain allégé et 110 g d'escalope de dinde sans sel. Achetez de la laitue et des tomates fraîches pour votre sandwich, prévoyez deux tasses de laitue avec la tomate et les champignons.
Tartinez le pain de 2 cuillerées à soupe de mayonnaise allégée ; assaisonnez la salade de laitue, tomate et champignons avec 2 ½ cuillerées à café de vinaigre et ½ cuillerée à café d'huile. Facile et excellent !

JOUR 4

PETIT-DÉJEUNER

¼ de litre d'eau chaude, à température ambiante ou froide.

Choisissez un de ces trois plats :

* Bol de yaourt à la banane et aux fruits rouges (page 159)
* Flocons d'avoine aux myrtilles et aux amandes (page 152)
* 1 des 3 petits-déjeuners de la semaine 1 (page 130)

DÉJEUNER

¼ de litre d'eau à température ambiante ou froide.

Choisissez un de ces trois plats :

* Salade de poulet barbecue (page 161)
* Sauté à la va-vite de Jane (page 167)
* 1 des 3 déjeuners ou dîners de la semaine 1 (pages 134 à 144)

DÎNER

¼ de litre d'eau à température ambiante ou froide.

Choisissez un de ces trois plats :

* Plateau de fromage grillé (page 176)
* Poulet en barbecue balsamique et salade (page 179)
* 1 des 3 déjeuners ou dîners de la semaine 1 (pages 134 à 144)

CASSE-CROÛTE

Choisissez une de ces TROIS propositions :

* Casse-croûte sur le pouce (page 190)
* Casse-croûte vite faits (page 200)
* Casse-croûte maison (page 204)

Chacun se consomme avec ¼ de litre d'eau à température ambiante ou froide.

Pssst… l'une des options du petit-déjeuner de demain est un parfait aux flocons d'avoine. Pour gagner du temps le matin, faites cuire vos flocons ce soir et laissez au réfrigérateur toute la nuit.

Les secrets de ceux qui ont réussi
Mélangez les repas de la semaine 1 au programme !

J'étais prête à essayer toutes les nouvelles recettes les unes après les autres, mais quand j'en trouvais une qui me plaisait, je ne mangeais plus que ça. Par exemple, le bol de poulet Affam-fredo. J'y revenais SANS CESSE.

—— Amy D. (4,5 kilos perdus)

J'ai tout mélangé. Je trouvais les plats de la semaine 1 tellement faciles à préparer que je me suis laissé entraîner, surtout au déjeuner.

—— Gary M. (10 kilos perdus)

Je revenais à la semaine 1 quand je n'avais pas envie de préparer les repas proposés tel ou tel jour, ou tout simplement si je n'avais pas envie de cuisiner. Ils étaient faciles à préparer.

—— Donna F. (3,5 kilos perdus)

J'ai fait un peu des deux. J'aimais bien le burger, les fajitas et la salade de poulet chinoise, mais j'ai aussi trouvé le bol Affam-fredo et les assiettes de sandwichs délicieux.

—— Emily R. (3,5 kilos perdus)

JOUR 5

PETIT-DÉJEUNER

¼ de litre d'eau chaude, à température ambiante ou froide.

Choisissez un de ces trois plats :

* Parfait de flocons d'avoine aux fraises et à la pêche (page 150)
* Muffin aux œufs (page 154)
* 1 des 3 petits-déjeuners de la semaine 1 (page 130)

DÉJEUNER

¼ de litre d'eau à température ambiante ou froide.

Choisissez un de ces trois plats :

* Salade de poulet chinoise (page 160)
* Saumon aux légumes, sésame et gingembre (page 175)
* 1 des 3 déjeuners ou dîners de la semaine 1 (pages 134 à 144)

DÎNER

¼ de litre d'eau à température ambiante ou froide.

Choisissez un de ces trois plats :

* Poulet façon pizza et spaghetti en sauce (page 173)
* Sauté de tofu fantastique (page 171)
* 1 des 3 déjeuners ou dîners de la semaine 1 (pages 134 à 144)

CASSE-CROÛTE

Choisissez une de ces TROIS propositions :

* Casse-croûte sur le pouce (page 190)
* Casse-croûte vite faits (page 200)
* Casse-croûte maison (page 204)

Chacun se consomme avec ¼ de litre d'eau à température ambiante ou froide.

Raccourcis qui font gagner du temps

Poulet

Vous pouvez faire cuire plusieurs morceaux d'avance (voir page 116), et les consommer sur plusieurs jours.

Si on indique...	Cela donne...
120 g cru	85 g cuit
170 g cru	140 g cuit

Légumes

Coupez d'avance vos légumes préférés pour qu'ils soient prêts à consommer dès votre retour. On trouve aussi des morceaux tout prêts en sachets, et même prémélangés. De nombreux repas du programme requièrent des légumes à haute teneur en fibres ou des plus rassasiants, et offrent plusieurs options de recettes. (Liste complète page 117.) Alors, si vous aimez les poivrons et les champignons, achetez-en un bon stock et servez-vous-en toute la semaine dans différents plats.

Sauces

Fabriquez-vous des provisions de vos sauces préférées (voir recettes page 136), plutôt que d'en préparer pour chaque repas.

Œufs durs

Faites-en cuire une douzaine à la fois pour en avoir sous la main dès que nécessaire. Voir conseils page 115 !

* SEMAINE 3 *

JOUR 6

PETIT-DÉJEUNER

¼ de litre d'eau chaude, à température ambiante ou froide.

Choisissez un de ces trois plats :

* Burrito rapido au poulet et à l'avocat (page 153)
* Bol de yaourt aux fruits tropicaux (page 157)
* 1 des 3 petits-déjeuners de la semaine 1 (page 130)

DÉJEUNER

¼ de litre d'eau à température ambiante ou froide.

Choisissez un de ces trois plats :

* Salade fajitas (page 163)
* Poulet en barbecue balsamique et salade (page 179)
* 1 des 3 déjeuners ou dîners de la semaine 1 (pages 134 à 144)

DÎNER

¼ de litre d'eau à température ambiante ou froide.

Choisissez un de ces trois plats :

* Big burger et salade (page 166)
* Poulet aux fajitas toastées (page 177)
* 1 des 3 déjeuners ou dîners de la semaine 1 (pages 134 à 144)

CASSE-CROÛTE

Choisissez une de ces TROIS propositions :

* Casse-croûte sur le pouce (page 190)
* Casse-croûte vite faits (page 200)
* Casse-croûte maison (page 204)

Chacun se consomme avec ¼ de litre d'eau à température ambiante ou froide.

Astuce de la Grande gourmande : Une envie folle de cocktail ? Consultez la section L'apéro, page 86, et aussi la recette de la margarita page 216.

Repas à emporter

Super trucs !

Emportez votre déjeuner dans un sac Isotherme de façon à le tenir au frais durant le trajet. Pas de réfrigérateur sur votre lieu de travail ? Ajoutez un bloc réfrigérant dans le sac, à côté de votre déjeuner.

Sandwichs

Grillez légèrement votre pain pour éviter qu'il ne ramollisse. Vous pouvez aussi emballer tous les ingrédients humides (tranches de tomate, salade de thon, etc.) pour ne les assembler qu'au moment de les manger.

Salades

Mettez tous les ingrédients *sauf* la sauce dans une grande boîte hermétique. Emballez la sauce à part, ou stockez-en une bouteille à votre nom dans le réfrigérateur du bureau.

Sautés, bols de pâtes et autres repas chauds

Préparez-les la veille au soir, laissez-les refroidir puis conservez-les au réfrigérateur dans des boîtes allant au micro-ondes. Emportez-les au travail, et réchauffez-les sur place. Certains se dégustent aussi froids… C'est comme vous préférez !

JOUR 7

PETIT-DÉJEUNER

¼ de litre d'eau chaude, à température ambiante ou froide.

Choisissez un de ces trois plats :

* Flocons d'avoine protéinés (page 149)
* Bol en folie au yaourt et fruits rouges (page 158)
* 1 des 3 petits-déjeuners de la semaine 1 (page 130)

DÉJEUNER

¼ de litre d'eau à température ambiante ou froide.

Choisissez un de ces trois plats :

* Salade de légumes fantastiques (page 162)
* Poulet au parmesan et pâtes en sauce (page 184)
* 1 des 3 déjeuners ou dîners de la semaine 1 (pages 134 à 144)

DÎNER

¼ de litre d'eau à température ambiante ou froide.

Choisissez un de ces trois plats :

* Tacos croquants au bœuf et salade (page 170)
* Poisson fruité avec pomme au four en robe d'alu et salade (page 181)
* 1 des 3 déjeuners ou dîners de la semaine 1 (pages 134 à 144)

CASSE-CROÛTE

Choisissez une de ces TROIS propositions :

* Casse-croûte sur le pouce (page 190)
* Casse-croûte vite faits (page 200)
* Casse-croûte maison (page 204)

Chacun se consomme avec ¼ de litre d'eau à température ambiante ou froide.

SEMAINE 4

Félicitations !

À vous la dernière ligne droite !

C'est vraiment une réussite de s'accrocher aussi longtemps à un régime et, quelles que soient vos motivations, vous tenez le coup. (Mais j'espère sincèrement que vous vous accrochez parce que vous VOULEZ voir des résultats extraordinaires !)

Il est à nouveau temps de vous peser pour constater vos progrès. Alerte, record battu : surtout pesez-vous à la même heure que les semaines précédentes et dans le même genre de vêtements ! Si vous vous êtes accroché au programme, il y a des chances pour que vous constatiez une importante perte de poids. SUPER ! Si vous n'avez pas été suffisamment strict dans votre alimentation la semaine passée, ne baissez pas les bras. Vous avez encore une semaine entière pour retourner la situation, et vous pouvez toujours allonger le programme, ou le reprendre, pour continuer votre perte de poids.

En quoi la semaine 4 diffère-t-elle des autres ? Vous disposerez toujours de repas soigneusement conçus pour ce programme, mais, en outre, cette semaine vous pourrez choisir parmi TOUS les petits-déjeuners, déjeuners et dîners proposés dans ce livre. Alors revisitez vos plats préférés ou essayez quelque chose de complètement nouveau et différent.

N'oubliez pas qu'un programme dûment planifié reste la clé d'un régime réussi. Alors examinez d'avance les propositions de repas afin de choisir ce que vous allez manger ces prochains jours. Ensuite, direction le supermarché pour faire vos courses ! Si vous avez envie d'un peu de changement cette semaine, choisissez d'autres assaisonnements, marinades et sauces basses calories, qui pourront complètement transformer le goût des repas du programme.

Vous tenez VRAIMENT à augmenter votre perte de poids cette semaine ? Évitez tout dîner dehors. Vous n'en avez plus que pour une semaine, cela en vaut la peine ! Ainsi, votre compte de calories sera parfaitement approprié pour une perte de poids maximale. Et relevez le défi de faire aussi un peu plus d'exercice. Allez pêcher des idées dans le Guide des exercices Hungry Girl, page 118.

J'espère que vous avez faim, parce que la semaine 4 commence : trois, deux, un…

Allégez votre budget

Super trucs !

On peut acheter les aliments de base, comme le yaourt à la grecque allégé, les flocons d'avoine à l'ancienne et les fruits secs, par grandes quantités. Pour les encas, divisez-les immédiatement en portions prêtes à consommer, pour ne pas vous y perdre.

Profitez des offres spéciales pour faire vos provisions. Particulièrement avec les surgelés, les aliments congelables et ceux qui se conservent longtemps.

Gardez les coupons de réduction. Vérifiez s'il n'y en pas aussi sur Internet. Il existe tellement de possibilités, entre les sites de conseils pour faire des économies et ceux gérés par les grosses entreprises d'alimentation elles-mêmes !

Fruits et légumes

Choisissez les produits de saison, aussi bien pour les repas que pour les casse-croûte. Il y a en général de tels stocks que les magasins baissent les prix pour les vendre tant qu'ils sont encore frais. Et, comme beaucoup de repas du programme comprennent des légumes riches en fibres et rassasiants, vous pouvez chaque fois choisir les moins chers. Vous en trouverez une liste complète page 117.

Les légumes non préparés, tels que les boules de céleri, les haricots verts et la laitue, sont en général moins chers que les paquets prêts à l'usage. Ils demandent évidemment un peu plus de temps de préparation, mais ils vous feront faire quelques économies.

Fruits et légumes congelés peuvent également s'avérer meilleur marché, notamment les marques du magasin lui-même. Vérifiez simplement les ingrédients pour vous assurer qu'on n'y a rien ajouté.

* SEMAINE 4 *

JOUR 1

PETIT-DÉJEUNER

¼ de litre d'eau chaude, à température ambiante ou froide.

Choisissez un de ces trois plats :

* Œufs en tasse aux légumes (page 155)
* Bol de yaourt aux fruits tropicaux (page 157)
* N'importe quel petit-déjeuner du régime Hungry Girl (pages 130 et 149)

DÉJEUNER

¼ de litre d'eau à température ambiante ou froide.

Choisissez un de ces trois plats :

* Salade du chef classique (page 164)
* Mix de thon et salade (page 169)
* N'importe quel déjeuner ou dîner du programme (pages 134 et 160)

DÎNER

¼ de litre d'eau à température ambiante ou froide.

Choisissez un de ces trois plats :

* Plateau de fromage grillé (page 176)
* Poulet salade à la low mein (page 168)
* N'importe quel déjeuner ou dîner du programme (pages 134 et 160)

CASSE-CROÛTE

Choisissez une de ces TROIS propositions :

* Casse-croûte sur le pouce (page 190)
* Casse-croûte vite faits (page 200)
* Casse-croûte maison (page 204)

Chacun se consomme avec ¼ de litre d'eau à température ambiante ou froide.

Toujours pour alléger votre budget

Viandes et poissons

Comparez les prix entre le rayon boucherie, les viandes préemballées et les surgelés. On ne sait jamais où tomberont les meilleures affaires. Vous pouvez aussi faire des provisions quand il y a des offres spéciales et congeler le tout jusqu'à ce que vous en ayez besoin !

Pain

Conservez le pain de mie au réfrigérateur ou au freezer pour en allonger la durée de vie.

Utilisez les restes

Choisissez vos repas en fonction des ingrédients que vous avez déjà sous la main. Vous pouvez aussi utiliser les restes en casse-croûte. Nous avons mis au point des recettes spéciales dans cet objectif précis !

JOUR 2

PETIT-DÉJEUNER

¼ de litre d'eau chaude, à température ambiante ou froide.

Choisissez un de ces trois plats :

* Gros œufs à la grecque (page 156)
* Bol de yaourt à la banane et aux fruits rouges (page 159)
* N'importe quel petit-déjeuner du régime Hungry Girl (pages 130 et 149)

DÉJEUNER

¼ de litre d'eau à température ambiante ou froide.

Choisissez un de ces trois plats :

* Coupe-coupe Grande gourmande (page 165)
* Aiguillettes de poulet à la nugget et salade (page 183)
* N'importe quel déjeuner ou dîner du programme (pages 134 et 160)

DÎNER

¼ de litre d'eau à température ambiante ou froide.

Choisissez un de ces trois plats :

* Sauté à la va-vite de Jane (page 167)
* Poisson fruité avec pomme au four en robe d'alu et salade (page 181)
* N'importe quel déjeuner ou dîner du programme (pages 134 et 160)

CASSE-CROÛTE

Choisissez une de ces TROIS propositions :

* Casse-croûte sur le pouce (page 190)
* Casse-croûte vite faits (page 200)
* Casse-croûte maison (page 204)

Chacun se consomme avec ¼ de litre d'eau à température ambiante ou froide.

Petit rappel de la Grande gourmande : n'oubliez pas vos deux verres d'eau supplémentaires (de ¼ de litre chacun) à répartir dans la journée.

Les secrets de ceux qui ont réussi : Limitez les sorties, ou suivez le guide !

Je n'ai dîné dehors qu'une seule fois. Je m'en tiens au programme la plupart du temps… Désormais, je fais plus attention aux compromis quand je mange à l'extérieur.

—— Nancy S. (6 kilos perdus)

Je suis sortie dîner trois fois en faisant mon régime. En général, je prenais du poulet ou du poisson avec des légumes. Je regardais bien la carte du restaurant sur Internet avant de commander, afin d'obtenir des informations nutritionnelles.

—— Rachael D. (5,5 kilos perdus)

Une fois qu'on a compris le truc, il est plutôt facile de sortir. La plupart des restaurants offrent des œufs, de la salade et du poulet grillé. Même au zoo, j'en ai trouvé !

—— Sharon R. (4 kilos perdus)

* SEMAINE 4 *

JOUR 3

PETIT-DÉJEUNER

¼ de litre d'eau chaude, à température ambiante ou froide.

Choisissez un de ces trois plats :

* Flocons d'avoine protéinés (page 149)
* Muffin aux œufs (page 154)
* N'importe quel petit-déjeuner du régime Hungry Girl (pages 130 et 149)

DÉJEUNER

¼ de litre d'eau à température ambiante ou froide.

Choisissez un de ces trois plats :

* Poulet façon pizza et spaghetti en sauce (page 173)
* Salade de poulet chinoise (page 160)
* N'importe quel déjeuner ou dîner du programme (pages 134 et 160)

DÎNER

¼ de litre d'eau à température ambiante ou froide.

Choisissez un de ces trois plats :

* Saumon aux légumes, sésame et gingembre (page 175)
* Poulet au parmesan et pâtes en sauce (page 184)
* N'importe quel déjeuner ou dîner du programme (pages 134 et 160)

CASSE-CROÛTE

Choisissez une de ces TROIS propositions :

* Casse-croûte sur le pouce (page 190)
* Casse-croûte vite faits (page 200)
* Casse-croûte maison (page 204)

Chacun se consomme avec ¼ de litre d'eau à température ambiante ou froide.

L'apéro

Il n'y a aucune raison pour que vous ne puissiez vous offrir un cocktail tout en perdant du poids. Prenez-en un à 100 calories et comptez-le comme un de vos encas. Vous trouverez une recette facile (et étonnante !) de margarita, page 216. Voici d'autres boissons qui entrent dans la charte des 100 calories…

Un cocktail unique fabriqué à partie de boissons gazeuses zéro calorie (3,2 cl de rhum, de téquila ou de vodka mélangés avec un soda zéro pour cent ou à de l'eau de Seltz)

Une bouteille de bière light (100 calories ou moins)

15 cl de champagne

12 cl de vin

Pour les cocktails, méfiez-vous des tonics (genre Schweppes). À moins qu'ils ne soient light, ils contiennent autant de calories et de sucres que n'importe quel autre soda. Pour le vin, 12 cl font un peu moins qu'un verre standard. Si vous êtes chez vous, mesurez-le. Sinon, visez quelque chose comme 8 cuillerées à soupe, ou ½ tasse.

* SEMAINE 4 *

JOUR 4

PETIT-DÉJEUNER

¼ de litre d'eau chaude, à température ambiante ou froide.

Choisissez un de ces trois plats :

* Burrito rapido au poulet et à l'avocat (page 153)
* Flocons d'avoine aux pommes et aux noix (page 151)
* N'importe quel petit-déjeuner du régime Hungry Girl (pages 130 et 149)

DÉJEUNER

¼ de litre d'eau à température ambiante ou froide.

Choisissez un de ces trois plats :

* Salade fajitas (page 163)
* Sauté de tofu fantastique (page 171)
* N'importe quel déjeuner ou dîner du programme (pages 134 et 160)

DÎNER

¼ de litre d'eau à température ambiante ou froide.

Choisissez un de ces trois plats :

* Salade de poulet barbecue (page 161)
* Tacos croquants au bœuf et salade (page 170)
* N'importe quel déjeuner ou dîner du programme (pages 134 et 160)

CASSE-CROÛTE

Choisissez une de ces TROIS propositions :

* Casse-croûte sur le pouce (page 190)
* Casse-croûte vite faits (page 200)
* Casse-croûte maison (page 204)

Chacun se consomme avec ¼ de litre d'eau à température ambiante ou froide.

Petit rappel de la Grande gourmande : Vous dînez dehors ? Pas d'improvisation ! Rendez-vous à la page 84 pour toutes les informations nécessaires.

Misez sur l'avenir

Faites une liste (ou marquez les pages de ce livre) de vos repas et casse-croûte préférés. C'est important pour une perte de poids régulière puis la stabilisation.

Vérifiez votre faculté d'évaluation de la taille des portions. Mieux vous saurez les mémoriser, mieux vous saurez prendre vos décisions à l'avenir.

Et pour le reste, rendez-vous à la page 222, La vie après les quatre semaines. (Perte de poids continue, stabilisation et stratégies de survie.)

JOUR 5

PETIT-DÉJEUNER

¼ de litre d'eau chaude, à température ambiante ou froide.

Choisissez un de ces trois plats :

* Parfait de flocons d'avoine aux fraises et à la pêche (page 150)
* Bol de yaourt à la banane et aux fruits rouges (page 157)
* N'importe quel petit-déjeuner du régime Hungry Girl (pages 130 et 149)

DÉJEUNER

¼ de litre d'eau à température ambiante ou froide.

Choisissez un de ces trois plats :

* Salade de légumes fantastiques (page 162)
* Big burger et salade (page 166)
* N'importe quel déjeuner ou dîner du programme (pages 134 et 160)

DÎNER

¼ de litre d'eau à température ambiante ou froide.

Choisissez un de ces trois plats :

* Poulet en barbecue balsamique et salade (page 179)
* Mix de thon et salade (page 169)
* N'importe quel déjeuner ou dîner du programme (pages 134 et 160)

CASSE-CROÛTE

Choisissez une de ces TROIS propositions :

* Casse-croûte sur le pouce (page 190)
* Casse-croûte vite faits (page 200)
* Casse-croûte maison (page 204)

Chacun se consomme avec ¼ de litre d'eau à température ambiante ou froide.

Les secrets de ceux qui ont réussi : Les friandises de substitution !

Je n'ai pas peur de sortir dîner avec des amis et de me laisser tenter par les plats qu'ils mangent. Je sais que si j'ai envie d'une douceur, il existe des alternatives. J'ai des barres chocolatées allégées.

—— Rachael D. (5,5 kilos perdus)

J'ai adoré le Poulet salade à la low mein. Une superbe alternative chinoise. Et mon plat de base, les Aiguillettes de poulet à la nugget et salade !!!!!!

—— Kier O. (4 kilos perdus)

La semaine dernière, nous avons fabriqué avec ma classe des brownies qui sentaient trooooop bon. Pourtant j'ai résisté alors que tout le monde en mangeait autour de moi, parce que je savais que j'avais un super casse-croûte dans mon frigo.

—— Stevenie E. (5 kilos perdus)

Je suis accro aux glaces alors ma barre chocolatée quotidienne a fonctionné !

—— Terri S. (6 kilos perdus)

JOUR 6

PETIT-DÉJEUNER

¼ de litre d'eau chaude, à température ambiante ou froide.

Choisissez un de ces trois plats :

* Flocons d'avoine aux myrtilles et aux amandes (page 152)
* Œufs en tasse aux légumes (page 155)
* N'importe quel petit-déjeuner du régime Hungry Girl (pages 130 et 149)

DÉJEUNER

¼ de litre d'eau à température ambiante ou froide.

Choisissez un de ces trois plats :

* Coupe-coupe Grande gourmande (page 165)
* Poulet salade à la low mein (page 168)
* N'importe quel déjeuner ou dîner du programme (pages 134 et 160)

DÎNER

¼ de litre d'eau à température ambiante ou froide.

Choisissez un de ces trois plats :

* Aiguillettes de poulet à la nugget et salade (page 183)
* Poisson fruité avec pomme au four en robe d'alu et salade (page 181)
* N'importe quel déjeuner ou dîner du programme (pages 134 et 160)

CASSE-CROÛTE

Choisissez une de ces TROIS propositions :

* Casse-croûte sur le pouce (page 190)
* Casse-croûte vite faits (page 200)
* Casse-croûte maison (page 204)

Chacun se consomme avec ¼ de litre d'eau à température ambiante ou froide.

C'est presque la fin de ce programme de démarrage...
L'heure de la récompense a sonné

Cela ne veut pas dire non plus que vous pouvez vous jeter sur une gigantesque pizza... Célébrez votre réussite par une activité non alimentaire.

* Allez faire des courses. Offrez-vous quelques nouveaux vêtements en l'honneur des kilos perdus. Bonus : les courses font dépenser des calories !

* Recevez vos amis pour une soirée arrosée de Margaritas magiques (page 216) !

* Faites-vous plaisir. Offrez-vous une séance de massage, de pédicure, allez chez le coiffeur... Ce qui vous tentera.

JOUR 7

PETIT-DÉJEUNER

¼ de litre d'eau chaude, à température ambiante ou froide.

Choisissez un de ces trois plats :

* Bol en folie au yaourt et fruits rouges (page 158)
* Salade du chef classique (page 164)
* N'importe quel petit-déjeuner du régime Hungry Girl (pages 130 et 149)

DÉJEUNER

¼ de litre d'eau à température ambiante ou froide.

Choisissez un de ces trois plats :

* Salade de légumes fantastiques (page 162)
* Big burger et salade (page 166)
* N'importe quel déjeuner ou dîner du programme (pages 134 et 160)

DÎNER

¼ de litre d'eau à température ambiante ou froide.

Choisissez un de ces trois plats :

* Poulet façon pizza et spaghetti en sauce (page 173)
* Saumon aux légumes, sésame et gingembre (page 175)
* N'importe quel déjeuner ou dîner du programme (pages 134 et 160)

CASSE-CROÛTE

Choisissez une de ces TROIS propositions :

* Casse-croûte sur le pouce (page 190)
* Casse-croûte vite faits (page 200)
* Casse-croûte maison (page 204)

Chacun se consomme avec ¼ de litre d'eau à température ambiante ou froide.

FÉLICITATIONS !

Vous avez achevé votre programme de quatre semaines.

Vous avez perdu du poids, des centimètres, plusieurs tailles de vêtements, et vous vous sentez sûrement très BIEN ! Vous vous demandez ce qui va se passer maintenant ? Jetez un coup d'œil à la page 222, La vie après les quatre semaines. (Perte de poids continue, stabilisation et stratégies de survie.)

DOCUMENTATION

LISTE DE COURSES DE BASE DU RÉGIME

Étant donné que ce programme vous propose BEAUCOUP d'options, il n'existe pas UNE liste de courses spécifique. Ces produits devraient vous donner une base solide, mais il faudra que vous finissiez par établir votre propre liste basée sur les repas que vous choisirez. Voici donc quelques produits recommandés, à la fois génériques et spécifiques. Les noms de marques sont cités quand ils correspondent à un produit très particulier.

CRÉMERIE

Fromage

Fromage allégé
Vache qui rit allégée en portions

Yaourt

Yaourt maigre protéiné (équivalent du yaourt à la grecque allégé)
    Danio 0 %,
Yaourt maigre aromatisé (pour les encas)
    Yoplait 0 %
    Danone 0 %

Œufs

(pour les blancs à consommer durs ou en neige)

Lait

Lait écrémé

Beurre

Beurre allégé

CÉRÉALES

Céréales froides

All-Bran (riches en fibre, et sans édulcorant artificiel)

Céréales chaudes

Flocons d'avoine à l'ancienne

VOLAILLES ET PRODUITS DE LA MER

Volailles

Blancs de poulet sans os ni peau (crus et/ou précuits)
Escalopes de dinde sans sel ajouté (à partir de blancs de dinde)

Produits de la mer

Daurade et/ou bar (frais ou congelé)
Thon au naturel en boîte

PRODUITS

Légumes frais

Légumes riches en fibres (tomates, oignons, poivrons, haricots verts, mangetout, germes de soja, brocoli, choux de Bruxelles, carottes, poireaux)
Légumes les plus rassasiants (champignons, concombres, choux, céleris, courgettes, aubergines, courges jaunes, asperges, chou-fleur, choux frisés, épinards)
Salade romaine ou laitue
Courge spaghetti

Produits en sachets

Mélanges de salades
Coleslaw de brocoli

Légumes surgelés

Légumes riches en fibres (poivrons, haricots verts, mangetout, brocoli, choux de Bruxelles, carottes)
Légumes les plus rassasiants (champignons, asperges, chou-fleur, choux frisés)

Fruits frais (choisissez vos préférés !)

Ananas
Bananes
Cerises
Clémentines (ou mandarines)
Citrons
Fraises
Framboises
Grenades
Mangues
Melons
Melons jaunes
Mûres
Myrtilles
Nectarines
Oranges
Pastèque
Pêches
Poires
Pommes
Raisin

Fruits congelés (sans sucre ajouté)

Fraises
Framboises
Mûres
Et tout autre fruit sans sucre ajouté

LÉGUMES EN BOÎTE

Potiron
Haricots
Pois chiches
Haricots rouges

CASSE-CROÛTE

Biscuits salés, chips et autres casse-croûte croquants

Sachets de popcorn micro-ondes allégé

Crackers avec fibres

Wasa

Chips allégés (de préférence par sachets de 100 g)

Monoprix, Vico

Gâteaux de riz et mini-gâteaux de riz

Fruits lyophilisés

N.A !

Snacks et friandises

Barres de céréales, barres protéinées, barres au muesli de 100 calories ou moins

N.A !, Fitness, Special K, etc.

Fruits secs

Pistaches en coques

Amandes (entières ou émondées)

PAIN

Tranches allégées

Weight Watchers, Harrys

Petits pains allégés

Weight Watchers

Muffins allégées

Weight Watchers

SAUCES, VINAIGRETTES ET CONDIMENTS LONGUE CONSERVATION

Sauces et marinades à 20 calories ou moins par cuillerée

Amora, Benedicta, et marques des grandes surfaces

Vinaigrettes légères

Amora, Lesieur, Puget, etc.

Vinaigre (balsamique, de riz, de vin, blanc, de cidre)

Mayonnaise allégée

Moutarde (de Dijon, de Meaux, au miel, à l'ancienne)

ALIMENTS DE BASE, ÉPICES ET AUTRES

Édulcorants zéro calorie

Canderel

Assaisonnements sans sel

Huile d'olive ou de pépins de raisin

DÎNER DEHORS SANS FAUSSER LE PROGRAMME

Comme vous le savez, vous obtiendrez de meilleurs résultats en préparant vous-même vos repas aussi souvent que possible. Mais vous n'allez pas non plus refuser toutes les sorties ! D'autant qu'il existe d'innombrables possibilités pour éviter tout écart, même dehors. Voici quelques repas conformes au régime pour toutes les occasions de sortie…

PETIT-DÉJEUNER

Apportez vos fruits secs ! Gardez toujours sur vous une portion de 15 g d'amandes ou de pistaches (environ 12 amandes ou 24 pistaches). C'est parfait pour un petit-déjeuner à base de yaourt ou comme casse-croûte de secours !

Dans les restaurants et petits établissements…

Fruits et yaourts aux fruits secs

Mélangez 170 g (environ 2/3 de tasse) de yaourt à la grecque allégé avec une grosse pomme, une banane, une orange ou une salade de fruits frais (environ 1 ½ tasse). Si vous ne trouvez pas de yaourt à la grecque, prenez-en un allégé. Ajoutez 15 g d'amandes ou de pistaches (environ 12 amandes ou 24 pistaches). Le tour est joué !

Blancs d'œufs ou omelette

Commandez une omelette ou des œufs brouillés, ou une omelette de blancs d'œufs, avec des légumes (tomates, poivrons et oignons, de préférence) mais pas de fromage. Demandez une cuisson dans très peu (ou pas du tout) d'huile ou de beurre. Accompagnez le tout d'un muffin ou d'un morceau de pain complet. À la place du beurre, ajoutez un peu de confiture (1 cuillerée à café). Prenez une petite salade de fruits ou un morceau de fruit.

PETIT-DÉJEUNER

Dans les fast-foods…

Parfait aux fruits et yaourt

Oubliez muesli et miel, tenez-vous-en aux fruits et au yaourt, de préférence allégé. Ajoutez 15 g d'amandes ou de pistaches (environ 12 amandes ou 24 pistaches). Si le parfait vous semble un peu maigre, commandez un fruit supplémentaire : on trouve souvent des tranches de pomme.

Avantage des fast-foods

Comme ces chaînes indiquent souvent la valeur nutritionnelle de chaque plat, vérifiez bien avant de commander.
Votre petit-déjeuner doit compter entre 300 et 350 calories (200 à 250 si vous ajoutez vos fruits secs).

À propos des flocons d'avoine… Bien que le régime des filles qui ont toujours faim recommande chaudement les flocons d'avoine, je les déconseille hors de chez soi. Pourquoi ? Parce que, en soi, ils ne sont pas assez nourrissants. (Regardez l'encart photo pour comparer les portions !) Cependant, si vous ne trouvez aucun des aliments suggérés ci-dessus, vous pouvez toujours vous rabattre sur les flocons d'avoine. N'en prenez qu'une portion, en vérifiant qu'elle a été cuisinée à l'eau ou au lait écrémé. Si elle a été cuisinée à l'eau, ajoutez un verre de 170 g de lait écrémé. Vous pouvez aussi prendre un peu de fruits secs, mais les fruits frais sont davantage recommandés. Si la valeur nutritionnelle est indiquée, cherchez des options à 300 calories ou moins. Et si vous trouvez des œufs durs, prenez les blancs de deux œufs mais laissez les jaunes.

DÉJEUNER ET DÎNER

Informations à ne pas ignorer !

Avant les recommandations sur les menus, familiarisez-vous avec ces conseils…

Préférence valable partout pour les protéines !

Commandez du poisson maigre (comme le tilapia, le cabillaud ou le bar), des crevettes ou du poulet, cuits au four, bouillis ou grillés. Demandez qu'on vous les prépare nature ou avec très peu d'huile, puis laissez de côté la sauce et préférez un filet de citron. La portion devrait peser dans les 110 g. Reportez-vous à vos repas de la Semaine 1 et à l'aspect de chaque portion.

Conseil valable partout pour les salades !

Ne demandez ni croûtons, ni fromage, ni garniture croquante. Tenez-vous-en à des salades de légumes crus : légumes à feuilles, tomates, oignons, poivrons, etc. Commandez soit de l'huile et du vinaigre, soit de la vinaigrette allégée. Pour un menu salade, tenez-vous-en à 1 cuillerée à café d'huile et 2 cuillerées à café de vinaigre, ou prenez 2 cuillerées à café de vinaigrette. (Plongez-y votre fourchette, ne la répandez pas sur la salade.) Pour une salade en accompagnement, ajoutez du vinaigre et un filet d'huile (environ ½ cuillerée à café), ou prenez 1 cuillerée à café de vinaigrette.

Conseil valable partout pour les légumes !

Rien ne vaut les légumes vapeur sans beurre ni huile. S'ils ne sont pas cuits à la vapeur, demandez-les grillés sans huile. Pour plus de saveur, ajoutez du citron ou du vinaigre balsamique.

En cas de doute, comptez les calories !

Dans les pages suivantes, vous trouverez beaucoup de repas conformes au régime. Certains exigent une commande un peu spéciale, mais on les trouve presque partout. Si vous ne voyez rien qui corresponde à la liste à suivre, cherchez des repas entre 300 et 350 calories. Si vous n'en trouvez qu'entre 400 et 450 calories, sautez l'un des casse-croûte de la journée.

DÉJEUNER ET DÎNER

Restaurants classiques…

Produits de la mer ou poulet avec légumes chauds et salade
Vous trouverez ce repas à peu près partout. Suivez le conseil valable partout de la page précédente.

Salade et poulet grillé ou escalope de dinde
Autre menu de base facile à trouver. N'hésitez pas à le commander…

Cocktail de crevettes et salade
Dégustez les crevettes en guise d'amuse-gueule ou faites-les servir en même temps que la salade.

Fast-food…

Salade avec poulet grillé
Les paquets de sauce contiennent souvent 55 g, environ ¼ de tasse. Alors n'en prenez que la moitié d'un.

Sandwich de poulet grillé et laitue
Oubliez le fromage, le bacon et la mayonnaise, prenez plutôt la moutarde et/ou le ketchup. S'il n'y a pas de laitue avec, demandez-en juste un supplément. Et un accompagnement de salade !

DÉJEUNER ET DÎNER

Cuisine italienne...

Produits de la mer ou poulet avec légumes chauds et salade

N'oubliez pas de commander votre plat cuit au four, bouilli ou grillé. Ajoutez une petite sauce marinara et dégustez, miam !

Moules ou palourdes cuites à la vapeur avec sauce marinara

Comptez 14 grosses moules ou palourdes pour 110 g. Commandez en accompagnement une salade et des légumes vapeur, et versez de la marinara sur les légumes.

Cuisine chinoise...

Crevettes vapeur, coquilles Saint-Jacques ou poulet avec légumes

Ces repas comportent le double de parts de protéines dont vous avez besoin. Tenez-vous-en à environ 110 g. Mais dégustez tous les légumes ! Et n'oubliez pas d'écarter les sauces. Assaisonnez votre repas avec un peu de sauce soja ou quelques gouttes de citron.

Avertissement de la grande gourmande : Les nouilles regorgent de gras et de calories. À éviter à tout prix !

DÉJEUNER ET DÎNER

Cuisine japonaise...

Sashimi, algues ou salade verte

10 pièces de sashimi (poisson sans riz) constituent la portion parfaite – environ 140 g de poisson au total. Un peu de wasabi au gingembre et de la sauce soja compléteront le tout.

Poulet Teriyaki aux légumes

Gardez la sauce Teriyaki. Demandez si on peut vous cuire ce plat à la vapeur. Ajoutez quelques gouttes de sauce soja.

Cuisine latino...

Salade avec poulet ou crevettes grillés

Suivez bien le Conseil valable partout pour les salades ! (page 107) et, en outre, bannissez le guacamole et la crème fraîche. De manière générale, évitez les tortillas géantes ! La salsa fera une excellente sauce salade dans les restaurants latinos.

Fajitas de poulet ou de crevettes

Méfiez-vous. Demandez qu'on vous prépare ce plat avec aussi peu d'huile que possible et beaucoup de légumes. Écartez tous les suppléments gras, concentrez-vous plutôt sur la laitue, le pico de gallo et les haricots noirs. Ensuite, garnissez deux petites tortillas de maïs à ras bord !

DÉJEUNER ET DÎNER

Stand de sandwich…

Salade avec escalope de dinde ou poulet grillé
Jetez-vous sur les garnitures mais évitez les suspects habituels lourds en calories : fromage, mayonnaise, bacon, etc. Si la masse de protéines semble maigre, réclamez-en le double !

Escalope de dinde ou poulet grillé accompagné de laitue
S'il n'y a pas de salades au menu, commandez un petit sandwich à la laitue, ôtez le pain et composez votre propre salade.

Repas de dépannage d'urgence !
Si vous devez improviser un repas à emporter, assemblez ce panachage de régime… SUPER !

* 4 blancs d'œufs durs
* 1 portion de fromage allégé
* 1 grosse pomme ou 1 banane moyenne
* 7,5 g d'amandes ou de pistaches (environ 6 amandes ou 12 pistaches)

La question du sodium…

Les repas et casse-croûte cités dans ce livre ont été soigneusement mis au point en tenant compte de leur teneur en sodium. Si vous devez vous montrer particulièrement prudent dans votre consommation de sodium, voici quelques trucs utiles…

Choisissez toujours des fruits secs non salés. D'ailleurs, je PRÉFÈRE les amandes et pistaches sans sel. Je les trouve meilleures !

Pour les salades, tenez-vous-en à l'huile et au vinaigre plutôt qu'aux sauces et autres vinaigrettes. La seule exception ? La sauce balsamique à la crème page 136.

En ce qui concerne les escalopes de dinde, assurez-vous de bien prendre des tranches non salées. Tout ce qu'on peut vous proposer sous l'option « à teneur en sel réduite de 25 % » est beaucoup plus salé que vous ne pouvez l'imaginer ! Si vous ne trouvez pas de paquets non salés, achetez-les à la coupe.

Si vous achetez du poulet déjà cuit, vérifiez là aussi la teneur en sel. Le mieux reste encore de le cuire vous-même avec un assaisonnement sans sel. Voyez la recette page 116.

Si un repas offre le choix entre poulet et crevettes, choisissez le poulet, naturellement moins salé. D'autant que les crevettes (même crues) sont souvent présalées.

En choisissant vos sauces, vos vinaigrettes ou vos marinades à 25 calories ou moins par cuillerée à soupe (ingrédient de base de la semaine 1), choisissez celles qui présentent la plus basse teneur en sodium.

Échangez les sauces toutes faites contre des tranches de tomate, d'oignon et des herbes aromatiques.

En ce qui concerne les haricots, en les rinçant (comme conseillé pour les repas de ce livre), vous éliminerez déjà 35 % du sodium qu'ils contiennent. Si possible, choisissez des boîtes à teneur en sel réduite.

Choisissez des casse-croûte sans sel ou peu salés : fruits frais (ceux que vous voudrez), amandes ou pistaches sans sel, légumes (au choix), fruits lyophilisés, certains gâteaux de riz (vérifiez les étiquettes), et autres. Voyez page 190 les portions exactes.

Cela devait aller sans dire, mais quand un plat nécessite qu'on y ajoute du sel (frites, radis), passez votre chemin.

Les menus journaliers sont destinés à vous guider dans votre perte de poids, mais vous pourrez mélanger les plats à volonté. Alors parcourez ces menus et choisissez les repas les moins riches en sodium !

ASTUCES PRATIQUES

Comment récupérer les blancs d'œufs durs...

Placez les œufs dans une casserole et recouvrez-les d'eau sans remplir complètement la casserole. Portez à ébullition et laissez cuire 10 minutes. Jetez l'eau chaude, remplissez la casserole d'eau froide. (Ajoutez éventuellement de la glace.) Une fois les œufs assez froids, épluchez-les, coupez-les en deux et ôtez les jaunes.

Comment cuire une courge spaghetti...

Préchauffez votre four à 200 °C.

Passez la courge 3 ou 4 minutes au micro-ondes, jusqu'à ce qu'elle soit assez tendre pour que vous puissiez la couper. Divisez-la en deux dans le sens de la longueur et ôtez les pépins. Remplissez un grand plat à four de 1,5 cm d'eau et disposez les morceaux de courge dessus, côté coupé dessous.

Laissez cuire environ 40 minutes. (Vérifiez la cuisson au bout de 30 minutes si vous les préférez un peu fermes.)

À l'aide d'une fourchette, raclez-les pour en tirer des filaments et mettez-les dans une passoire pour évacuer l'eau en excès. Laissez égoutter.

Comment cuire au micro-ondes une courge spaghetti...

Passez la courge 3 ou 4 minutes au micro-ondes, jusqu'à ce qu'elle soit assez tendre pour qu'on puisse la couper. Divisez-la en quartiers, ôtez les pépins.

Placez un morceau de courge dans un plat adapté au micro-ondes, côté coupé dessous. Ajoutez 2 cuillerées à soupe d'eau, couvrez et cuisez 8 minutes, ou jusqu'à ce qu'elle soit tendre. Recommencez avec les autres morceaux.

À l'aide d'une fourchette, raclez les morceaux pour en tirer des filaments et mettez-les dans une passoire. Laissez égoutter.

Comment cuire à la poêle du coleslaw de brocoli ou du chou finement coupé...

Chauffez à feu moyen une grande poêle antiadhésive. Ajouter les brocolis crus ou le chou et ½ tasse d'eau.

Couvrez et laissez cuire 10 à 12 minutes, jusqu'à ce qu'ils soient bien tendres. Ôtez le couvercle et, si nécessaire, poursuivez la cuisson 2 ou 3 minutes en remuant, jusqu'à ce que l'eau se soit évaporée.

Comment cuire des légumes vapeur au micro-ondes...

Pour 1 à 3 tasses de toutes sortes de légumes

Placez vos légumes dans un plat adapté au micro-ondes, avec 2 cuillerées à soupe d'eau. Couvrez et cuisez environ 3 minutes, jusqu'à ce qu'ils deviennent tendres. Recommencez autant que nécessaire. Égouttez.

Comment cuire le poulet à la Grande gourmande...

Placez des blancs de poulet sans la peau sur une plaque allant au four aspergée d'antiadhésif et ajoutez une sauce sans sel. Faites cuire à 190 °C, jusqu'à cuisson complète, soit environ 20 minutes. (Le temps de cuisson sera plus long pour de plus grosses portions.) Facile et délicieux !

P.S. : Pour obtenir un poulet parfaitement cuit, utilisez un thermomètre alimentaire et cuisez jusqu'à ce que la température interne atteigne 75 °C.

Alternative à la poêle : Coupez le poulet en tranches de 1,3 cm d'épaisseur. Chauffez une poêle antiadhésive à feu moyen. Faites cuire le poulet environ 5 minutes de chaque côté, jusqu'à ce qu'il soit complètement cuit. Arrosez d'un assaisonnement sans sel.

Légumes des filles qui ont toujours faim à haute teneur en fibres

Tomates
Oignons
Poivrons
Haricots verts
Mangetout
Germes de soja
Brocolis
Choux de Bruxelles
Carottes
Poireaux

Légumes des filles qui ont toujours faim les plus rassasiants

Champignons
Concombres
Choux
Céleris
Courgettes
Aubergines
Courges jaunes
Asperges
Chou-fleur
Choux frisés
Épinards

EXERCICES POUR LES FILLES QUI ONT TOUJOURS FAIM

Si vous pouvez indubitablement perdre du poids avec ce programme sans jamais faire d'exercice, vous en perdrez plus vite avec quelques mouvements... En brûlant des calories, on brûle des graisses. Personnellement, j'ai longtemps éprouvé une certaine appréhension à l'idée de faire un peu de sport. Il m'a fallu du temps pour m'y mettre... jusqu'au jour où j'ai cessé de me forcer pour me concentrer sur ce qui me plaisait. Ce que j'aime, c'est marcher sur le tapis de course. Je le fais quatre ou cinq fois par semaine – entre 45 minutes et une heure d'affilée – en regardant mes programmes télé préférés. Cela, plus deux séances hebdomadaires aux appareils, et le tour est joué. Je vous recommande vivement de trouver vos propres exercices.

Voyons maintenant comment brûler les calories...

Trouvez ce qui marche pour vous

Je vous ai parlé de mes exercices préférés, à vous de trouver les vôtres. Il est crucial que vous éprouviez du plaisir à vous entraîner. Pour certains, il suffit de pouvoir bavarder avec des amis en même temps, ou encore d'écouter de la musique entraînante tout en soulevant des poids, ou de nager, danser, ou pratiquer de la marche rapide… À vous d'essayer ! Vous serez peut-être surpris de découvrir ce que le hula-hoop ou la randonnée peuvent vous apporter !

Soyez réaliste

Si vous n'avez jamais fait d'exercice de votre vie avant midi, réfléchissez avant de vous inscrire à un cours de cardio à 6 heures du matin cinq fois par semaine. Ce serait courir à l'échec. Fixez-vous des objectifs plus réalisables et, une fois que vous les aurez atteints, vous pourrez viser l'étape suivante.

Programmez vos exercices

En établissant un programme concret d'exercices, vous pourrez plus facilement les inclure dans votre vie quotidienne. Par exemple, s'ils sont inscrits sur un calendrier, vous pourrez en parler à d'autres personnes (et cela vous évitera de les sauter le dimanche matin quand vous aurez trop envie de traîner). N'hésitez pas non plus à proposer aux amis de se joindre à vous. Ou inscrivez-vous à un cours hebdomadaire qui vous occupera toujours à la même heure. Vous pouvez même décider de faire du vélo d'appartement tout en regardant votre émission préférée, le soir. Essayez donc !

Adoptez les mini-exercices

Il peut se révéler difficile de consacrer une heure entière chaque jour à votre fitness. Mais des études ont montré que même de courts moments d'activité modérée à vigoureuse, répartis à travers la journée, peuvent être des plus efficaces. Ainsi, vous pouvez envisager un programme d'exercices de 15 minutes de cardio : l'un le matin, l'un à la pause déjeuner et le dernier avant le dîner. Voilà qui paraît nettement plus supportable, n'est-ce pas ? Vous n'aurez pas besoin de faire chaque fois la même chose. Dansez un peu dans votre cuisine le matin, faites de la marche sportive avec un copain à midi et finissez le soir sur le tapis roulant après le travail. C'est parti !

Le système copains

Le proverbe qui dit que plus on est de fous plus on rit s'adapte parfaitement à l'exercice physique. Non seulement c'est plus sympa de se retrouver entre amis, mais c'est aussi le meilleur moyen de s'encourager mutuellement.

Si vous voulez commencer en douceur, partez ensemble, à l'heure du déjeuner, visiter les alentours, voire au centre commercial. Puis passez à des activités telles que le vélo ou le jogging. Inscrivez-vous à des séances d'exercices collectifs ou allez à la salle de gym avec un collègue. Même si vous vous livrez tous les deux à des activités complètement différentes, le seul fait de vous y rendre ensemble (ou de vous y retrouver) vous aidera à persévérer.

Et si vous avez un chien, pas d'hésitation, vous avez là un excellent compagnon de marche à pied. Emmenez-le dans le parc voisin et jouez au Frisbee. Toutes les périodes de jeu sont les bienvenues. D'autant que votre ami à quatre pattes a besoin d'exercice pour entretenir sa forme, lui aussi !

Une attitude du tout ou rien ? On a déjà vu ça.

Comme pour vos nouvelles habitudes alimentaires, si vous dérapez et manquez une journée d'exercice, ne vous estimez pas vaincu et ne vous en servez pas comme d'une excuse pour tout abandonner. Il y aura sans doute des jours où vous devrez laisser de côté l'activité physique. C'est la vie. Reprenez normalement le lendemain.

Chaque détail compte

Les petites activités ont toutes leur importance – même si elles ne ressemblent pas à de l'exercice – alors tâchez de vous y consacrer un peu chaque jour. Par exemple…

Courez les boutiques. Sans blague. Un jour que je portais un compteur de calories en m'achetant des vêtements, j'ai découvert que j'avais brûlé plus de 200 calories en essayant des pulls (bon, c'est vrai, j'en ai essayé beaucoup…).

Les tâches ménagères : passez l'aspirateur et époussetez ça finira pas vous faire perdre une taille et votre maison sera plus propre ! J'adore le multitâches.

Vous faites les courses en voiture ? Faites en même temps un peu d'extension des mollets, garez-vous à une certaine distance de votre destination pour marcher davantage et prenez toujours l'escalier au lieu de l'ascenseur.

Un peu de temps à perdre à la maison ? Faites des flexions de biceps avec des briques de soupe pendant le préchauffage du four. Étirez-vous en attendant que votre douche devienne chaude. Sautillez sur place pendant la pub à la télé.

Une fois que vous aurez ce genre de réflexes, vos trouverez tous les jours des dizaines d'occasions de brûler des calories !

L'investissement de 5 euros que devrait faire toute personne qui déteste l'exercice

Si l'exercice vous fait encore grincer des dents, offrez-vous un podomètre de base, autrement dit un compteur de pas. Et prenez la résolution de marcher davantage chaque jour. Beaucoup d'experts disent qu'il faudrait viser 10 000 pas quotidiens. Mais si vous n'atteignez que les 4 000 pas au début, décidez d'augmenter le rythme petit à petit. Visez d'abord les 5 500 pas la semaine 1. Puis 7 000 la semaine 2. À la fin du programme de quatre semaines, vous devriez atteindre votre objectif. C'est une excellente façon de commencer !

Idées de fitness qui ne plomberont pas votre budget

L'abonnement à la salle de gym, les cours, l'équipement : tout cela finit par faire une somme. Heureusement, il existe quantités de méthodes d'un bon rapport qualité-prix pour toutes les activités que vous préférez…

Il y a déjà des chances pour que vous possédiez un ou deux DVD d'exercices, et que vous vous en soyez lassé. Mettez en commun avec vos amis tous ceux que vous possédez et organisez un programme d'échange afin d'essayer ceux des autres sans dépenser un centime de plus. Vous aurez peut-être également la surprise d'en découvrir dans les programmes de votre abonnement au câble. Et puis cela vous ouvrira bien d'autres solutions via la vidéo. Il existe ainsi des cours de yoga, d'arts martiaux, de culturisme, etc. C'est un moyen fantastique de profiter de l'art et des conseils d'un professeur sans y consacrer une fortune ni affronter une salle pleine d'inconnus.

En outre, il n'y a pas de mal à reprendre ses airs préférés pour faire battre son cœur. Alors lancez-vous dans une marche rapide avec vos écouteurs sur les oreilles. Faites des étirements, sautez à la corde, improvisez une danse. Lâchez-vous, faites-vous plaisir !

Astuce de la Grande gourmande :

Si vous avez l'habitude de faire beaucoup d'exercice (par exemple une heure quotidienne de cardio à transpirer), vous pourriez avoir besoin d'absorber des calories supplémentaires. Alors envisagez d'ajouter un des casse-croûte supplémentaires de la page 64, comme chaque fois que vous vous dépensez particulièrement.

Clause de non-responsabilité de rigueur : Je ne suis pas une professionnelle de la gymnastique ni du fitness. (Ce que vous savez déjà !) Ainsi, avant de vous lancer dans un quelconque exercice, n'hésitez pas à consulter d'abord un médecin.

REPAS VÉGÉTARIENS ET SUBSTITUTS SANS VIANDE

Si ce régime n'a pas été vraiment conçu pour les végétariens, les gens qui ne mangent pas de viande peuvent facilement suivre le programme de quatre semaines. Cette partie vous fournira tous les renseignements nécessaires sur le sujet.

REPAS VÉGÉTARIENS

Vous pourrez déguster ces petits-déjeuners, déjeuners et dîners autant de fois que vous le voudrez. Mélangez-les avec d'autres repas composés de substituts sans viande décrits page suivante…

Petit-déjeuner :

Méga bol de fruits et yaourt (page 130)
Œufs brouillés et petit pain (page 131)
Flocons d'avoine gonflés à bloc (page 132)
Flocons d'avoine protéinés (page 149)
Parfait de flocons d'avoine aux fraises et à la pêche (page 150)
Flocons d'avoine aux pommes et aux noix (page 151)
Flocons d'avoine aux myrtilles et aux amandes (page 152)
Œufs en tasse aux légumes (page 155)
Gros œufs à la grecque (page 156)
Bol de yaourt aux fruits tropicaux (page 157)
Bol en folie au yaourt et fruits rouges (page 158)
Bol de yaourt à la banane et aux fruits rouges (page 159)

Déjeuners et dîners :

Légumes et bol de haricots accompagnés de yaourt à la grecque (page 138)
Salade de légumes fantastiques (page 162)
Sauté de tofu fantastique (page 171)

SUBSTITUTS SANS VIANDE

Voici quelques substituts qui peuvent être utilisés dans de nombreux autres repas du programme. Ce sont des choix très spécifiques basés sur leur goût et leur pouvoir nutritionnel.

Pour un repas à base de poulet…
Achetez du poulet végétal à 140 calories ou moins par portion de 110 g. Choisissez-le bien protéinés et contenant peu de sodium. Si un repas comporte une recette à base de poulet cru, comptez 30 g de moins de faux poulet prêt à consommer ; puis réchauffez-le (si nécessaire) et ajoutez-le au plat terminé.

Pour un repas à base de steak haché…
Les steaks de soja offrent une excellente alternative au bœuf haché. Pour la recette du Big burger (page 166), remplacez le bœuf par un steak de soja de moins de 150 calories et à 5 g de matière grasse, ou moins – plus il y aura de protéines, mieux ce sera.

SUBSTITUTS SANS VIANDE

INFO IMPORTANTE SUR LE SODIUM

En règle générale, les substituts de viande contiennent beaucoup plus de sel. Aussi les plats dans lesquels vous allez les cuisiner seront trop riches en sodium. Pour compenser, suivez ces conseils…

* Comme la plupart des petits-déjeuners sont compatibles avec les menus végétariens, choisissez plutôt ceux qui sont le moins riches en sodium. En général, ce sont les bols de fruits et de yaourt qui conviendront le mieux.

* Choisissez des casse-croûte dépourvus de sodium : fruit frais (n'importe lequel), amandes ou pistaches non salées, légumes (ceux que vous voudrez), fruits lyophilisés, certains gâteaux de riz, etc. Vérifiez page 190 les portions exactes. Et n'oubliez pas les Casse-croûte vite faits et les Casse-croûte maison, comme la Rouge orangé (page 201), le Mug de tarte aux pommes (page 202), et les Fraises aux pépites de chocolat (page 217) !

* Si le repas végétarien que vous fabriquez nécessite un supplément de sel, évitez. Et en choisissant vos repas, sélectionnez avant tout ceux qui présentent les plus faibles taux de sodium.

* Quand vous prenez une salade et que l'on vous propose plusieurs sauces, tenez-vous-en à l'huile et au vinaigre ou à la sauce crémeuse balsamique pauvre en sodium.

REPAS
DE LA SEMAINE 1

Vous pouvez (et devriez) savourer ces plats durant tout le programme.

PETITS-DÉJEUNERS

Méga bol de fruits et yaourt

313 calories, 7,5 g lipides, 134 mg sodium, 50 g hydrates de carbone, 13 g fibres, 27 g sucres, 22 g protéines

170 g (environ ⅔ tasse) de yaourt à la grecque allégé
1 sachet d'édulcorant en poudre (facultatif)
⅛ cuillerée à café de cannelle, ou plus selon le goût
1 ½ tasse de pomme hachée (à peu près ½ pomme) ou l'équivalent de 100 calories de n'importe quel autre fruit (voir la charte des fruits Hungry Girl page 192)
¼ tasse d'All Bran
15 g d'amandes ou de pistaches (environ 12 amandes ou 24 pistaches)

Mélangez dans un bol l'édulcorant et la cannelle avec le yaourt. Couvrez avec les fruits, les céréales et les fruits secs.

Édulcorant en poudre
Avec les années, mon attitude envers ce produit a légèrement changé. Il m'est arrivé d'utiliser beaucoup plus d'édulcorants qu'aujourd'hui. Je ne fuis pas ce substitut de sucre – et je l'utilise toujours dans mes recettes, mais à petite dose. Choisissez celui que vous préférez. Les édulcorants à base de stévia sont naturels et donc plus recherchés par beaucoup de gens.

Pourquoi du yaourt à la grecque ?
J'aime le yaourt – sous toutes ses formes. Mais le yaourt à la grecque allégé me convient particulièrement car il est épais, crémeux et bourré de protéines. Il y a quelques années, j'étais tellement convaincue que le yaourt à la grecque allégé contenait en réalité des lipides que j'en ai fait analyser un au laboratoire pour en avoir le cœur net. Les résultats ont prouvé qu'il était complètement dénué de matière grasse ! Très impressionnant – pour moi c'est un des produits de base de ce programme.

PETITS-DÉJEUNERS

Œufs brouillés et petit pain

314 calories, 7 g lipides, 612 mg sodium, 42 g hydrates de carbone, 14 g fibres, 10 g sucres, 26 g protéines

1 pain de 100 calories
1 cuillerée à café de beurre allégé
¾ tasse de blancs d'œufs
¼ tasse de purée de tomates ou 2 grosses tranches de tomate
En option : ail en poudre, oignon en poudre, poivre noir
Accompagnement : 1 tasse de framboises et/ou de mûres*

Grillez le pain si vous le désirez et beurrez-le. Dans un gros mug allant au micro-ondes vaporisé d'un enduit de cuisson antiadhésif, faites cuire les blancs au micro-ondes 1 ½ min. Mélangez et cuisez à nouveau 1 min (ou plus, jusqu'à ce qu'ils soient prêts). Ou fouettez-les dans une poêle antiadhésive. Couvrez de la purée de tomates ou des 2 tranches. Servez avec les fruits rouges.

Information sur les mugs à œufs : Choisissez-les aussi gros que possible. Les œufs prennent du volume en cuisant. Ou utilisez un bol allant au micro-ondes.

Pourquoi des blancs d'œufs ?

En règle générale, j'évite le jaune d'œuf. Chaque jaune contient environ 55 calories et 5 g de lipides, et l'addition augmente vite.

* Les framboises et les mûres font partie des aliments les plus riches en fibres de la planète. La fibre naturelle est très nourrissante. On peut les remplacer par des fraises, mais elles sont beaucoup moins riches en fibres.

PETITS-DÉJEUNERS

Flocons d'avoine gonflés à bloc

337 calories, 6,5 g lipides, 357 mg sodium, 48,5 g hydrates de carbone, 9,5 g fibres, 15 g sucres, 22 g protéines

½ tasse de flocons d'avoine à l'ancienne
1 sachet d'édulcorant en poudre
¼ cuillerée à café de cannelle
1 pincée de sel
¾ tasse de lait écrémé
⅛ cuillerée à café d'extrait de vanille
¼ tasse purée de potiron ¼ tasse de framboises et/ou de mûres
7,5 g d'amandes ou de pistaches (environ 6 amandes ou 12 pistaches)

Accompagnement : 2 gros blancs d'œufs durs (voir conseils page 115)

Mélangez tous les ingrédients à part le potiron, les fruits rouges et les fruits secs dans une casserole antiadhésive. Ajoutez 1 ¼ tasse d'eau. Portez à ébullition puis laissez mijoter. Ajoutez le potiron et faites cuire 12 à 15 min, en mélangeant, jusqu'à obtenir une crème épaisse. Versez dans un bol et laissez refroidir et épaissir. Couvrez avec les fruits rouges et les fruits secs, ou servez ceux-ci en accompagnement avec vos blancs d'œufs !

Alternative de la Grande gourmande : Au lieu de faire durcir les blancs, fouettez-les. Une portion de deux gros œufs est équivalente à ¼ de tasse de blancs d'œufs. Dans un gros mug allant au micro-ondes vaporisé d'un enduit de cuisson antiadhésif, faites cuire les blancs au micro-ondes 1 minute. Mélangez et cuisez à nouveau pendant 30 secondes, ou jusqu'à ce qu'ils soient prêts. Ou fouettez-les dans une poêle antiadhésive. Assaisonnez avec de l'ail en poudre, de l'oignon en poudre et du poivre noir.

Autre alternative de la Grande gourmande : Vous pouvez ajouter 9 g (environ 2 cuillerées à café) de protéines en poudre vanillée à vos flocons après cuisson.

PETITS-DÉJEUNERS

Flocons d'avoine gonflés à bloc (suite)

Pourquoi des framboises ou des mûres ?

Les fruits rouges sont adorés partout dans le monde. Ils sont délicieux, agréables à manger et VRAIMENT bons pour vous. Vous remarquerez que je mentionne souvent les framboises et les mûres dans ce programme. Pourquoi ? Pour plusieurs raisons. Elles donnent un coup de fouet à votre lutte contre les calories (thème récurrent dans ma vie autant que dans ce livre !) et sont très riches en fibres. En fait, elles présentent plus de fibres par calorie que la plupart des autres aliments. (COOL !) Les fibres sont essentielles – elles vous aident à vous sentir rassasié plus longtemps ; or, elles restent insuffisantes dans notre mode d'alimentation quotidien. Vous faut-il davantage de raisons pour les aimer autant que moi ? Sans doute pas, mais en voici tout de même une autre : une portion de 100 calories de framboises ou de mûres, c'est ÉNORME (à peu près 1½ tasse), et cela contient environ 12 g de fibres ! Ces baies sont des aliments superstars. Gardez bien cela en tête.

Cuisez vos flocons d'avoine gonflés à bloc au micro-ondes !

Mélangez tous les ingrédients, à part les baies et les fruits secs, dans un grand saladier allant au micro-ondes (au moins la capacité de 10 tasses – vos flocons d'avoine vont bouillonner en cuisant). Ajoutez-y 1¼ tasse d'eau. Laissez cuire entre 12 et 15 minutes, jusqu'à ce qu'ils soient épais et crémeux, non sans les avoir mélangés à mi-course. Laissez-les refroidir et épaissir.

Conseils pour vos flocons d'avoine gonflés à bloc : Les flocons d'avoine à l'ancienne mettent à peu près deux fois plus de temps pour cuire que les standards, et ils ÉPAISSISSENT bien. Ne vous inquiétez pas s'ils paraissent trop liquides au début. Une cuisson lente est nécessaire.

DÉJEUNERS ET DÎNERS

Monstrueuse salade au poulet, à la dinde ou au thon

341 calories, 7,5 g lipides, 315 mg sodium, 34 g hydrates de carbone, 11,5 g fibres, 13,5 g sucres, 38,5 g protéines

4 tasses de salade romaine ou de laitue iceberg en lanières
110 g de blanc de poulet sans la peau, cuit et coupé, ou d'escalopes de dinde non salées, ou de thon en boîte au naturel
1 tasse de haricots mangetout, poivrons ou carottes et/ou autres légumes du programme à haute teneur en fibres listés page 117
1 tasse de concombres, champignons et/ou autres légumes du programme les plus rassasiants
¼ tasse de haricots noirs en boîte, ou pois chiches, ou haricots rouges, égouttés et rincés
2 cuillerées à soupe de vinaigre (balsamique, de vin, blanc, de riz ou de cidre)
1 cuillerée à café d'huile d'olive extra vierge ou de pépins de raisin

Mélangez tous les ingrédients à l'exception de l'huile et du vinaigre dans un grand saladier.
Mélangez l'huile et le vinaigre. Versez-en quelques gouttes sur la salade ou servez à côté.

Alternative de la Grande gourmande : Au lieu du vinaigre, mélangez l'huile avec une portion (3 ou 4 cuillerées à soupe) de sauce tomate douce acide, de sauce crémeuse à la coriandre, ou de sauce balsamique à la crème (pages 196-197). Délicieux ! Attention aux variations sur les quantités de sodium.

Autre alternative de la Grande gourmande : Remplacez le vinaigre et l'huile par une portion de 65 calories de sauce en bouteille, de préférence à base d'huile d'olive. Cherchez les options à moins de 150 mg de sodium.

DÉJEUNERS ET DÎNERS

Monstrueuse salade au poulet, à la dinde ou au thon (suite)

Pressé ? Utilisez une salade mixte en sachet de légumes verts prédécoupés. Assurez-vous seulement qu'il ne contienne ni fruits secs, ni autre fantaisie inappropriée.

Besoin de conseils pour cuire le poulet ? Voyez page 116. Si vous l'achetez précuit, choisissez les options les plus pauvres en sodium.

Pourquoi les huiles d'olive ou de pépins de raisin ?

Tout d'abord, quelques mots sur les matières grasses bénéfiques. A priori, on a tendance à les considérer comme des ennemis à fuir. Mais ce n'est pas toujours exact. Les graisses mono-insaturées et polyinsaturées – telles que les huiles d'olive et de pépins de raisin, ainsi que les amandes et les pistaches – sont extrêmement saines. Et des études ont montré qu'elles peuvent vous donner plus longtemps une impression de satiété. Alors ne passez pas à côté des lipides bénéfiques de ce programme… Apprenez à les aimer ! En revanche, mesurez soigneusement chaque portion pour ne pas dépasser votre nombre de calories autorisées. (C'est là le secret.)

La plupart des gens savent que l'huile d'olive regorge de ces lipides bénéfiques et en font la base de leur cuisine. Mais l'huile de pépins de raisin est tout aussi estimable (si ce n'est davantage). Sa saveur délicate et la possibilité de la chauffer à température élevée en font un produit incroyablement polyvalent qui donne un goût fantastique aussi bien aux salades qu'aux plats sautés. De plus, elle est gorgée de vitamine E et d'antioxydants. Essayez-la donc !

DÉJEUNERS ET DÎNERS

Coup d'œil sur les sauces froides et chaudes des filles qui ont toujours faim !

Rendez-vous page 195 pour toutes les recettes et éléments statistiques (y compris les conseils pour les grosses quantités)

Sauce tomate douce acide

3 cuillerées à soupe de purée de tomates en boîte
1 cuillerée à café de vinaigre de riz
1 cuillerée à café de basilic haché
⅛ cuillerée à café d'ail en poudre

Sauce crémeuse à la coriandre

3 cuillerées à soupe de yaourt à la grecque allégé
1 cuillerée à soupe d'eau
1 cuillerée à soupe de coriandre finement hachée
½ cuillerée à café de jus de citron vert
⅛ cuillerée à café de cumin
⅛ cuillerée à café d'ail en poudre
⅛ cuillerée à café d'oignon en poudre
Assaisonnez de sel et de poivre noir

Sauce balsamique à la crème

2 cuillerées à soupe de yaourt à la grecque allégé
1 cuillerée à soupe de vinaigre balsamique
½ sachet d'édulcorant en poudre

Alternative de la Grande gourmande : Vous pouvez aussi utiliser une dose de 30 calories de sauce allégée à votre goût. Vous pouvez aussi cuire vos légumes à la vapeur (info page 116) et les arroser de 1 cuillerée à soupe de sauce ou de marinade à 30 calories ou moins. Attention aux quantités de sodium.

DÉJEUNERS ET DÎNERS

Assortiment géant de sandwichs au thon, à la dinde ou au poulet

349 calories, 5,5 g lipides, 573 mg sodium, 39 g hydrates de carbone, 10,5 g fibres, 11 g sucres, 40,5 g protéines

Sandwich

110 g de thon au naturel en boîte (égoutté), d'escalopes de dinde non salées ou de blanc de poulet cuit, sans la peau
2 cuillerées à café de mayonnaise allégée
1 petit pain à 100 calories ou 2 tranches de pain toasté allégé
1 grosse tranche de tomate
1 feuille de laitue
Assaisonnement au choix : ail ou oignon en poudre, sauce à l'italienne

Légumes et sauce

1½ tasse de haricots mangetout, poivrons ou carottes et/ou autres légumes à haute teneur en fibres (page 117)
1 portion (3 ou 4 cuillerées à soupe) de sauce tomate douce acide, de sauce crémeuse à la coriandre, ou de sauce balsamique à la crème (page 136)

Si vous choisissez le thon, mélangez-le avec la mayonnaise et les ingrédients optionnels. Si vous emportez votre sandwich pour le manger plus tard, emballez le thon séparément pour ne le déposer sur le pain qu'à la dernière minute.
Pour préparer le poulet, attendrissez 140 g de blanc de poulet pour en faire une escalope de 1,5 cm d'épaisseur. Cuisez-la à feu moyen dans une poêle antiadhésive, environ 5 min de chaque côté. Assaisonnez.
Assemblez le sandwich et dégustez, avec les légumes et la sauce.

Conseil de la Grande gourmande : Si vous ne trouvez pas d'escalopes de dinde sans sel, vous pouvez cuire vous-même un blanc de dinde sans la peau avec des assaisonnements sans sel (compter environ 140 g de blanc cru pour obtenir 110 g d'escalope cuite). Ou prenez les escalopes les moins salées que vous trouverez.

DÉJEUNERS ET DÎNERS

Légumes et bol de haricots accompagnés de yaourt à la grecque

333 calories, 6,5 g lipides, 683 mg sodium, 38 g hydrates de carbone, 9,5 g fibres, 13,5 g sucres, 33 g protéines

1 ½ tasse de champignons, de brocoli et/ou chou-fleur
1 ½ tasse de laitue
¼ tasse de haricots noirs en boîte, de pois chiches, ou de haricots rouges, égouttés et rincés
2 cuillerées à soupe de vinaigre (balsamique, de vin, blanc, de riz ou de cidre)
¼ tasse de feta allégée émiettée

Accompagnement : 170 g (environ ⅔ tasse) de yaourt à la grecque allégé, avec édulcorant en poudre en option

Placez les légumes dans un saladier allant au micro-ondes avec 2 cuillerées à soupe d'eau. Couvrez et chauffez pendant 3 min (ou plus, jusqu'à ce que les aliments soient tendres). Égouttez. Ou cuisez en remuant dans une poêle antiadhésive à feu moyen, environ 5 min.
Dans un saladier, coupez la laitue, les haricots et autres légumes. Arrosez de quelques gouttes de vinaigre et parsemez de feta. Servez le yaourt en accompagnement.

Conseil de la Grande gourmande : Ce plat est également délicieux froid !

* SEMAINE 1 *

DÉJEUNERS ET DÎNERS

La manie du pêle-mêle !

J'aime les sauces, chaudes ou froides, et les marinades. En les mélangeant avec diverses protéines et certains légumes, on y trouve mille façons de se régaler de poisson et de poulet, accompagnés de légumes chauds et de salades, comme indiqué page suivante. Voici juste quelques idées pour commencer…

Poulet en barbecue au chou
Cabillaud citronné au coleslaw de brocoli
Tilapia au poivre citronné avec courge spaghetti
Cabillaud aux herbes et à l'ail au chou
Poulet des Caraïbes et courge spaghetti
Tilapia Grand Sud au coleslaw de brocoli
Bar au balsamique et courge spaghetti
Poulet aux piments chipotle et chou
Cabillaud piquant et courge spaghetti
Tilapia au sésame et au gingembre au chou
Bar en sauce au citron vert et au chili au coleslaw de brocoli
Poulet ranch et courge spaghetti

DÉJEUNERS ET DÎNERS

Poisson ou poulet à la Grande gourmande avec légumes chauds et salade

335 calories, 10 g lipides, 402 mg sodium, 26 g hydrates de carbone, 8 g fibres, 13,5 g sucres, 35 g protéines

Poisson ou poulet

140 g de tilapia cru, bar, cabillaud ou blanc de poulet sans peau
1 cuillerée à café d'assaisonnement sans sel
1 cuillerée à café de sauce, vinaigrette allégée ou marinade à 25 calories ou moins

Légumes chauds

3 tasses de chou finement coupé, 1 ½ tasse de courge spaghetti (mesurée après cuisson ; voir conseils page 115), ou 2 ½ tasses de coleslaw de brocoli en sachet
2 cuillerées à café de sauce, vinaigrette allégée ou marinade à 25 calories ou moins
1 cuillerée à café d'huile d'olive extra vierge ou de pépins de raisin

Salade

1 tasse de laitue
½ tasse de tomate, d'oignon et/ou autres légumes du programme à haute teneur en fibres (page 117)
½ tasse de concombre, champignons et/ou autres légumes du programme les plus rassasiants (page 117)
½ tasse de haricots noirs en boîte, ou pois chiches, ou haricots rouges, égouttés et rincés
2 ½ cuillerées à soupe de vinaigre (balsamique, vin, blanc, riz ou cidre)
½ cuillerée à café d'huile d'olive extra vierge ou de pépins de raisin

Préchauffez le four à 175 °C pour le poisson ou à 190 °C pour le poulet. Ajoutez l'assaisonnement. Faites cuire dans un moule antiadhésif, entre 15 et 20 min. Arrosez de sauce ou de marinade.
Faites cuire à la vapeur le coleslaw de brocoli ou de chou (info page 116). Arrosez les légumes de sauce ou de marinade. Assemblez la salade et servez !

DÉJEUNERS ET DÎNERS

Poisson ou poulet à la Grande gourmande avec légumes chauds et salade (suite)

Conseil de la Grande gourmande : Pourquoi du chou, du coleslaw ou de la courge ? Grosses portions ! En outre, ils regorgent de fibre et restent très nourrissants. Vous pouvez aussi choisir 1 ½ tasse de brocoli, de chou-fleur, de choux de Bruxelles, de carottes et/ou d'asperges.

Alternative poêle : Pour le poulet, coupez des tranches de 1,3 cm d'épaisseur. Chauffez une poêle antiadhésive à feu moyen. Laissez cuire le poisson ou le poulet entre 3 et 5 min de chaque côté. Arrosez d'un assaisonnement sans sel.

Pour de meilleurs résultats…
Utilisez un thermomètre alimentaire et cuisez jusqu'à ce que la température interne atteigne 75 °C. Pour le poisson, comptez 60 °C.

Pourquoi des assaisonnements sans sel ?

Nous savons tous qu'il est important de consommer le moins de sodium possible. Mais je dois vous faire un aveu : à une époque, je salais beaucoup trop mes aliments. Et je ne m'intéressais pas aux assaisonnements sans sel. Un jour, j'ai décidé de les essayer et, aujourd'hui, j'en suis complètement obsédée. Ces mélanges peuvent rendre un simple morceau de poulet ou de poisson absolument délicieux !

DÉJEUNERS ET DÎNERS

Bol de poulet Affam-fredo

340 calories, 8,5 g lipides, 693 mg sodium, 24,5 g hydrates de carbone, 10,5 g fibres, 10 g sucre, 41 g protéines.

On peut préparer ces substituts de fettuccine Alfredo avec des vermicelles au tofu OU avec du coleslaw de brocoli !

… avec des vermicelles au tofu

1 paquet de vermicelles au tofu
2 cuillerées à soupe de crème légère
2 parts de crème de gruyère (type Vache qui rit) allégée
110 g de blanc de poulet sans la peau, haché ou en tranches
1 ½ tasse de brocoli, chou-fleur, choux de Bruxelles, carottes et/ou asperges, cuits à la vapeur, (infos pour la cuisson vapeur des légumes page 116)
Assaisonnement au choix : ail en poudre, paprika

Rincez et égouttez les nouilles dans une passoire. Coupez-les approximativement. Chauffez à feu doux une poêle antiadhésive. Ajoutez tous les ingrédients à part le poulet et les légumes, et émiettez le fromage. Remuez 2 ou 3 min, jusqu'à ce que le fromage ait fondu et se soit mélangé à la crème pour bien enrober les nouilles. Recouvrez avec le poulet et les légumes vapeur.

… avec de la salade de brocoli

Un paquet de 340 g (4 tasses) de brocoli cru
2 cuillerées à soupe de crème légère
2 parts de crème de gruyère (type Vache qui rit) allégée
110 g de blanc de poulet sans la peau, haché ou en tranches
Assaisonnement au choix : ail en poudre, paprika

Chauffez à feu doux une grande poêle antiadhésive. Ajoutez les brocoli et ½ tasse d'eau. Couvrez et laissez cuire 10 à 12 min jusqu'à ce qu'ils soient bien tendres. Ôtez le couvercle et, si nécessaire, remuez 2 ou 3 min, jusqu'à ce que l'eau soit évaporée. Ajoutez tous les autres ingrédients sauf le poulet, en émiettant le fromage. Remuez 2 ou 3 min, jusqu'à ce que le fromage ait fondu et se soit mélangé à la crème légère pour bien enrober les brocoli. Couvrez avec le poulet.

DÉJEUNERS ET DÎNERS

Bol de poulet Affam-fredo (suite)

Pourquoi des vermicelles au tofu ?

J'en suis très fan. Mélange de tofu et de farine d'igname, ils constituent un EXCELLENT substitut aux pâtes tout en ne présentant qu'une minuscule portion de calories et d'hydrates de carbone. Ils sont en revanche riches en fibres, totalement naturels, sans gluten et bien nourrissants. Ils sont aussi très différents de ceux qui sont fabriqués *sans* tofu. J'estime que cet ingrédient non seulement les rend un peu plus nourrissants mais leur donne aussi une texture qui les rapproche davantage des pâtes.
Je recommande vivement de les essayer dans un bol à nouilles et d'en manger fréquemment durant les quatre semaines du programme. On les trouve dans les supermarchés asiatiques ou sur Internet.
Le Bol Affam-fredo est un de mes plats préférés pour le déjeuner ET pour le dîner : j'en mange plusieurs fois par semaine… Miam !

Besoin d'aide pour cuire ce poulet ? Allez voir page 116. On peut également trouver des blancs de poulet précuits au supermarché. Choisissez-les allégés en sel.

Alternative de la Grande gourmande : Cuisez vos légumes surgelés au micro-ondes. Ajoutez tous les autres ingrédients sauf le poulet, en émiettant les parts de fromage. Passez 3 min au micro-ondes et mélangez bien. Couvrez avec le poulet.

DÉJEUNERS ET DÎNERS

Sauté spécial Grande gourmande

351 calories, 8,5 g lipides, 624 mg sodium, 28,5 g hydrates de carbone, 7 g fibres, 13,5 g sucres, 38,5 g protéines

1 ½ tasse de brocoli en fleurettes
1 ½ tasse de poivrons en tranches
½ tasse d'oignons en tranches
1 cuillerée à café d'huile d'olive ou de pépins de raisin
140 g de blanc de poulet sans la peau coupé en bouchées
¼ de cuillerée à café d'assaisonnement sans sel
2 cuillerées à soupe de sauce ou de marinade à 25 calories ou moins par cuillerée

Chauffez à feu moyen une grande poêle antiadhésive. Ajoutez les légumes et quelques gouttes d'huile. Laissez cuire et remuez jusqu'à ce qu'ils soient tendres, environ 4 min. Ajoutez le poulet et arrosez d'assaisonnement. Laissez cuire en remuant jusqu'à complète cuisson, soit environ 4 min supplémentaires. Ajoutez la sauce ou la marinade et mélangez bien.

Alternative pour gagner du temps : Utilisez 1 ½ tasse de brocoli en fleurettes congelé et 2 tasses de légumes congelés à sauter.

Autre alternative pour gagner du temps : Utilisez 110 g de blanc de poulet précuit et ajoutez la sauce ou la marinade.

REPAS
DES SEMAINES 2 - 4

* SEMAINES 2 – 4 *

PETITS-DÉJEUNERS

Conseils pour vos flocons d'avoine gonflés à bloc

Ces flocons d'avoine à l'ancienne mettent deux fois plus de temps pour cuire que les standards, et ils ÉPAISSISSENT bien. Ne vous inquiétez pas s'ils paraissent trop liquides au début. Une cuisson lente est nécessaire.

Cuisez vos flocons d'avoine gonflés à bloc au micro-ondes !

Vous pouvez utiliser cette méthode pour toutes les recettes de flocons d'avoine, sauf le parfait…

Au lieu de mélanger les ingrédients spécifiés dans un bol antiadhésif, mélangez-les dans un grand saladier allant au micro-ondes (ayant au moins la capacité de 10 tasses – vos flocons d'avoine vont bouillonner en cuisant). Ajoutez-y 1 ¼ tasse d'eau. Laissez cuire entre 12 et 15 minutes, jusqu'à ce qu'ils soient épais et crémeux, en les ayant mélangés à mi-course. Poursuivez la recette comme indiqué.

PETITS-DÉJEUNERS

Flocons d'avoine protéinés

337 calories, 7 g lipides, 340 mg sodium, 49,5 g hydrates de carbone, 9 g fibres, 15 g sucres, 20 g protéines

½ tasse de flocons d'avoine à l'ancienne
1 sachet d'édulcorant en poudre (facultatif)
⅛ cuillerée à café de cannelle
⅛ cuillerée à café d'épices
1 pincée de sel
¾ tasse de lait écrémé
¼ tasse de purée de potiron en boîte
9 g (environ 2 cuillerées à café) de protéines en poudre vanillée
2 cuillerée à café de beurre allégé

Mélangez tous les ingrédients sauf le potiron, les protéines en poudre et le beurre dans une casserole antiadhésive. Portez à ébullition puis laissez mijoter.
Ajoutez le potiron, laissez cuire entre 12 et 15 min en mélangeant, jusqu'à obtenir une pâte crémeuse.
Versez dans un bol, ajoutez les protéines et le beurre. Mélangez. Laissez refroidir et épaissir.

Alternative de la Grande gourmande : Vous n'aimez pas trop les protéines en poudre ? Remplacez-les par 2 gros blancs d'œufs durs.

PETITS-DÉJEUNERS

Parfait de flocons d'avoine aux fraises et à la pêche

344 calories, 8 g lipides, 361 mg sodium, 50,5 g hydrates de carbone, 7,5 g fibres, 25 g sucres, 21 g protéines

Flocons d'avoine

1/3 tasse de flocons d'avoine à l'ancienne
1 sachet d'édulcorant en poudre
¼ cuillerée à café de cannelle
⅛ cuillerée à café d'extrait de vanille
1 pincée de sel
¾ tasse de lait écrémé

Parfait

⅔ tasse de pêches coupées
⅔ tasse de fraises coupées
10 g (environ 1 ½ cuillerée à café) d'amandes émondées

En accompagnement : 2 gros blancs d'œufs durs

Mélangez tous les ingrédients des flocons d'avoine dans une petite casserole antiadhésive. Ajoutez ¼ tasse d'eau.
Portez à ébullition puis laissez mijoter 4 ou 5 min. Remuez pour obtenir une pâte épaisse et crémeuse.
Versez dans un bol et laissez refroidir. Couvrez et réfrigérez au moins 1 h 30.
Remuez puis déposez dans un verre haut une couche de chaque élément : flocons d'avoine, pêches et fraises.
Continuez ainsi jusqu'au bord du verre et couvrez avec les amandes. Servez avec les blancs d'œufs.

Astuce pour gagner du temps : Faites cuire vos flocons d'avoine la veille au soir et laissez-les refroidir au réfrigérateur toute la nuit. Au matin, il ne vous restera qu'à assembler le tout et à déguster !

PETITS-DÉJEUNERS

Flocons d'avoine aux pommes et aux noix

345 calories, 8 g lipides, 363 mg sodium, 48 g hydrates de carbone, 8 g fibres, 16 g sucres, 21,5 g protéines

½ tasse de flocons d'avoine à l'ancienne
¾ tasse de pomme coupée
1 sachet d'édulcorant en poudre
¼ cuillerée à café de cannelle
⅛ cuillerée à café d'extrait de vanille
1 pincée de sel
¾ tasse de lait écrémé
¼ tasse de purée de potiron en boîte
7 g (environ 1 ½ cuillerée à café) de noix émondées

En accompagnement : 2 gros blancs d'œufs durs

Mélangez tous les ingrédients sauf le potiron, les noix et les blancs d'œufs dans une casserole antiadhésive. Ajoutez 1 ¼ tasse d'eau. Portez à ébullition puis laissez mijoter. Ajoutez le potiron, laissez cuire entre 12 et 15 min en mélangeant, jusqu'à obtenir une pâte crémeuse.
Versez dans un bol et laissez refroidir et épaissir. Couvrez avec les noix et servez avec les blancs d'œufs.

Astuces

* Pour gagner du temps, faites cuire une douzaine d'œufs à la fois. Voir conseils page 115.
* Fouettez-les pour obtenir une petite omelette. Une portion de deux gros blancs d'œufs équivaut à ¼ tasse de blancs d'œufs. Dans un bol allant au micro-ondes vaporisé d'enduit de cuisson antiadhésif, faites chauffer pendant 1 minute. Mélangez, réchauffez encore 30 secondes ou jusqu'à ce que ce soit cuit. Ou bien fouettez-les dans une poêle antiadhésive. Vous n'aimez pas les œufs ? Alors ajoutez des protéines en poudre vanillée à vos flocons d'avoine cuits. Cherchez-en à environ 100 calories par cuillerée.

PETITS-DÉJEUNERS

Flocons d'avoine aux myrtilles et aux amandes

345 calories, 7 g lipides, 371 mg sodium, 49,5 g hydrates de carbone, 8,5 g fibres, 17 g sucres, 22 g protéines

½ tasse de flocons d'avoine à l'ancienne
1 sachet d'édulcorant en poudre
¼ cuillerée à café de cannelle
⅛ cuillerée à café d'extrait de vanille
1 pincée de sel
¾ tasse de lait écrémé
¼ tasse purée de potiron en boîte
¼ tasse de myrtilles
7 g (environ 1 cuillerée à café) d'amandes émondées

En accompagnement : 2 gros blancs d'œufs durs

Mélangez tous les ingrédients sauf le potiron, les amandes et les blancs d'œufs dans une casserole antiadhésive. Ajoutez 1¼ tasse d'eau. Portez à ébullition puis laissez mijoter. Ajoutez le potiron, laissez cuire entre 12 et 15 min en mélangeant, jusqu'à obtenir une pâte crémeuse.
Versez dans un bol et laissez refroidir et épaissir. Couvrez avec les myrtilles et les amandes et servez avec les blancs d'œufs.

Conseil de la Grande gourmande : Vous trouverez des renseignements utiles sur les flocons d'avoine page 148 et des astuces sur les blancs d'œufs page 151.

PETITS-DÉJEUNERS

Burrito rapido au poulet et à l'avocat

335 calories, 7,5 g lipides, 650 mg sodium, 46,5 g hydrates de carbone, 15,5 g fibres, 10 g sucres, 30 g protéines

1 tortilla moyenne ou grande riche en fibres de 110 calories ou moins
2 tasses d'épinards hachés
¾ tasse d'oignons hachés
½ tasse de blancs d'œufs
⅛ cuillerée à café d'ail en poudre
⅛ cuillerée à café d'oignon en poudre
1 pincée de poivre noir
30 g de blanc de poulet sans la peau, cuit et finement coupé
¼ tasse de tomate épépinée et en tranches
30 g (environ 2 cuillerées à soupe) d'avocat en tranches
En accompagnement : ⅔ tasse de framboises et/ou de myrtilles

Assaisonnement au choix : poudre de piment rouge et supplément d'oignon en poudre, d'ail en poudre et de poivre noir.

Chauffez la tortilla au micro-ondes pendant 10 s jusqu'à ce qu'elle soit chaude.
Dans un grand mug allant au micro-ondes, chauffez les épinards et les oignons pendant 2 min, jusqu'à ce qu'ils soient tendres. Asséchez autant que possible et déposez les légumes cuits au centre de la tortilla.
Vaporisez le mug d'enduit de cuisson antiadhésif, ajoutez les blancs d'œufs et les épices. Passez 1 min au micro-ondes. Ajoutez le poulet. Passez au micro-ondes 1 min.
Étalez les œufs battus sur les légumes cuits et couvrez avec la tomate et l'avocat.
Fermez la tortilla en pliant un côté vers l'intérieur (pour empêcher la garniture de fuir), puis roulez-la.
Servez avec les fruits et dévorez !

Alternative de la Grande gourmande : Oubliez la tortilla et servez le contenu du burrito avec un petit pain à 100 calories.

PETITS-DÉJEUNERS

Muffin aux œufs

313 calories, 8,5 g lipides, 627 mg sodium, 41,5 g hydrates de carbone, 14 g fibres, 9,5 g sucres, 24 g protéines

Sandwich

1 pain de 100 calories
½ cuillerée à café de beurre allégé
1 tranche de gruyère allégé
⅓ tasse de blancs d'œufs
Pincées d'ail en poudre, d'oignon en poudre et de poivre noir
14 g (environ 1 tranche) de jambon à teneur en sodium réduite

En accompagnement : 2 grosses tranches de tomate
1 tasse de framboises et/ou de mûres

Grillez le pain si vous le désirez et beurrez-le. Placez le fromage sur la tranche du bas.
Dans un bol allant au micro-ondes vaporisé d'un enduit de cuisson antiadhésif, faites chauffer les blancs au micro-ondes 1 min. Mélangez doucement et chauffez encore 30 s (ou plus, jusqu'à ce qu'ils soient prêts).
Déposez la « partie » œufs sur la tranche supérieure du sandwich. Vous pouvez passer le tout encore 15 s au micro-ondes, jusqu'à ce que le fromage ait fondu.
Servez avec les tranches de tomate et les fruits rouges.

Truc pour les restes de jambon : Pour l'un de vos casse-croûte, associez 30 g (environ 2 tranches) de jambon allégé en sel avec 60 calories de légumes.

PETITS-DÉJEUNERS

Œufs en tasse aux légumes

328 calories, 7,5 g lipides, 648 mg sodium, 41,5 g hydrates de carbone, 11,5 g fibres, 10 g sucres, 29 g protéines

1 pain de 100 calories
2 cuillerées à café de beurre allégé
½ tasse de champignons coupés
¼ tasse d'oignons hachés
¼ tasse d'asperge finement coupée
⅔ tasse de blancs d'œufs
⅛ cuillerée à café d'ail en poudre, d'oignon en poudre
1 pincée de poivre noir
2 cuillerées à soupe de gruyère allégé émietté
¼ tasse de tomate en tranches

En accompagnement : ½ tasse de framboises et/ou de mûres

Coupez le pain en deux, grillez les deux morceaux si vous le désirez et beurrez-les.
Dans un bol allant au micro-ondes, vaporisé d'un enduit à cuisson antiadhésif, faites cuire les champignons, l'oignon et les asperges au micro-ondes 2 min ou jusqu'à ce qu'ils soient tendres.
Asséchez autant que possible. Ajoutez les blancs d'œufs et les aromates, mélangez et passez 1 ½ min au micro-ondes.
Ajoutez le fromage et la tomate. Passez au micro-ondes 30 s, ou jusqu'à ce qu'ils soient prêts. Servez avec les baies et le petit pain beurré.

Information sur le mug à œufs : Choisissez-le aussi gros que possible. Les œufs prennent du volume en cuisant. Ou utilisez un bol allant au micro-ondes.

PETITS-DÉJEUNERS

Gros œufs à la grecque

337 calories, 8 g lipides, 687 mg sodium, 46 g hydrates de carbone, 14,5 g fibres, 11 g sucres, 26 g protéines

1 pain de 100 calories
1 cuillerée à café de beurre allégé
½ tasse d'épinards hachés
¼ tasse d'oignon rouge haché
⅔ tasse de blancs d'œufs
2 cuillerées à soupe de tomate épépinée et en tranches
1 cuillerée à soupe de feta allégée émiettée
½ cuillerée à café de basilic haché
⅛ cuillerée à café d'origan en poudre

En accompagnement : ½ tasse de framboises et/ou de mûres

Grillez le pain si vous le désirez et beurrez-le.
Dans un bol allant au micro-ondes vaporisé d'un enduit de cuisson antiadhésif, faites cuire les épinards et l'oignon au micro-ondes 1 ½ min ou jusqu'à ce qu'ils soient tendres.
Asséchez autant que possible. Ajoutez les blancs d'œufs, mélangez et passez 1 ½ min au micro-ondes.
Ajoutez les ingrédients restants sauf les fruits rouges. Chauffez 1 min au micro-ondes (ou plus, jusqu'à ce qu'ils soient prêts). Servez avec les baies et le petit pain.

Alternative poêle : Si vous préférez, n'hésitez pas à préparer votre petit-déjeuner aux œufs dans une poêle antiadhésive plutôt que dans un mug au micro-ondes.

PETITS-DÉJEUNERS

Bol de yaourt aux fruits tropicaux

307 calories, 7 g lipides, 160 mg sodium, 48 g hydrates de carbone, 11,5 g fibres, 28 g sucres, 20,5 g protéines

170 g (environ ⅔ tasse) de yaourt à la grecque allégé
1 sachet d'édulcorant en poudre (facultatif)
1 pincée de cannelle
½ tasse de fraises coupées
½ tasse de morceaux d'ananas
¼ tasse d'All Bran
7 g (environ 1 cuillerée à soupe) de noix de pécan hachées ou d'amandes émondées
1 cuillerée à soupe de poudre de noix de coco

Mélangez dans un bol l'édulcorant et la cannelle avec le yaourt. Couvrez avec les ingrédients restants.

PETITS-DÉJEUNERS

Bol en folie au yaourt et fruits rouges

321 calories, 8,5 g lipides, 141 mg sodium, 48,5 g hydrates de carbone, 18,5 g fibres, 21 g sucres, 24 g protéines

170 g (environ ⅔ tasse) de yaourt à la grecque allégé
1 sachet d'édulcorant en poudre (facultatif)
1 pincée de cannelle
1 tasse de framboises et/ou de mûres
½ tasse de myrtilles
¼ tasse d'All Bran
15 g (environ 2 cuillerées à soupe) d'amandes émondées

Mélangez dans un bol l'édulcorant et la cannelle avec le yaourt. Couvrez avec les ingrédients restants.

PETITS-DÉJEUNERS

Bol de yaourt à la banane et aux fruits rouges

322 calories, 8,5 g lipides, 125 mg sodium, 50 g hydrates de carbone, 13 g fibres, 22,5 g sucres, 23 g protéines

170 g (environ ⅔ tasse) de yaourt à la grecque allégé
1 sachet d'édulcorant en poudre (facultatif)
1 pincée de cannelle
¾ tasse de fraises coupées
½ tasse de tranches de banane
¼ tasse d'All Bran
15 g (environ 2 cuillerées à soupe) d'amandes émondées

Mélangez dans un bol l'édulcorant et la cannelle avec le yaourt. Couvrez avec les ingrédients restants.

DÉJEUNERS ET DÎNERS

Salade de poulet chinoise

330 calories, 8 g lipides, 611 mg sodium, 35 g hydrates de carbone, 11,5 g fibres, 16 g sucres, 35,5 g protéines

4 tasses de salade romaine ou de laitue iceberg en lanières
2 tasses de coleslaw de brocoli
110 g de blanc de poulet sans la peau, cuit et coupé
¼ tasse de quartiers de mandarine
¼ tasse de marrons en boîte égouttés et hachés
2 cuillerées à soupe d'All Bran
2 cuillerées à soupe d'échalotes hachées
7 g (environ 1 cuillerée à soupe) d'amandes émondées
2 cuillerées à soupe de sauce allégée au sésame et au gingembre

Mélangez tous les ingrédients à l'exception de la sauce dans un grand saladier. Versez quelques gouttes de sauce sur la salade ou servez à côté.

Besoin d'aide pour cuire ce poulet ? Allez voir page 116.

DÉJEUNERS ET DÎNERS

Salade de poulet barbecue

338 calories, 7 g lipides, 705 mg sodium, 33 g hydrates de carbone, 11 g fibres, 10,5 g sucres, 38 g protéines

Sauce

1 cuillerée à soupe de sauce barbecue à environ 50 calories par portion de 2 cuillerées à soupe
1 cuillerée à soupe de yaourt à la grecque allégé
¾ cuillerée à soupe d'épices

Salade

4 tasses de salade romaine ou de laitue iceberg en lanières
110 g de blanc de poulet sans la peau, cuit et coupé
¼ tasse de tomate en tranches
¼ tasse de poireau épluché et coupé
¼ tasse de haricots noirs en boîte, égouttés et rincés
30 g (environ 2 cuillerées à soupe) d'avocat en tranches
2 cuillerées à soupe de maïs doux en grains
1 cuillerée à soupe de coriandre hachée

Pour préparer l'assaisonnement, mélangez la sauce barbecue, le yaourt à la grecque et les épices dans un petit bol. Ajoutez 2 cuillerées à café d'eau et mélangez bien.
Placez tous les ingrédients de la salade dans un saladier. Arrosez de la sauce ou servez-la à côté. Miam !

DÉJEUNERS ET DÎNERS

Salade de légumes fantastiques

337 calories, 9,5 g lipides, 630 mg sodium, 38 g hydrates de carbone, 10,5 g fibres, 14,5 g sucres, 29,5 g protéines

4 tasses d'épinards hachés
1 tasse de champignons coupés
1 tasse de concombre finement coupé
½ tasse de poivron finement coupé
½ tasse de tomate en purée
⅓ tasse de pois chiches égouttés et rincés
4 gros blancs d'œufs durs hachés
2 cuillerées à soupe de feta allégée émiettée
2 cuillerées à soupe de vinaigre (balsamique, de vin, blanc, de riz ou de cidre)
1 cuillerée à café d'huile d'olive extra vierge ou de pépins de raisin

Mélangez tous les ingrédients à l'exception de l'huile et du vinaigre dans un grand saladier.
Mélangez l'huile et le vinaigre. Versez-en quelques gouttes sur la salade ou servez à côté.

Alternative de la Grande gourmande : Remplacez le vinaigre par un mélange d'huile avec une portion (3 ou 4 cuillerées à soupe) de sauce tomate douce, de sauce crémeuse à la coriandre, ou de sauce balsamique à la crème (page 136). Délicieux ! Attention aux variations sur les quantités de sodium.

DÉJEUNERS ET DÎNERS

Salade fajitas

320 calories, 9,5 g lipides, 613 mg sodium, 28,5 g hydrates de carbone, 7,5 g fibres, 13,5 g sucres, 32,5 g protéines

1 tasse d'oignons coupés
1 tasse de poivrons verts et rouges coupés
1 cuillerée à café d'huile d'olive ou de pépins de raisin
110 g de blanc de poulet sans la peau, cuit et coupé ou de crevettes prêtes à consommer
1 cuillerée à café de sauce à fajitas
4 tasses de salade romaine ou de laitue iceberg en lanières
2 cuillerées à soupe de sauce salsa
2 cuillerées à soupe de crème allégée

Chauffez une poêle antiadhésive à feu moyen. Ajoutez les oignons et les poivrons et arrosez d'huile. Faites cuire en remuant jusqu'à ce qu'ils soient tendres et qu'ils dorent un peu, 8 à 10 min.
Ajoutez le poulet ou les crevettes et arrosez de la sauce à fajitas. Ajoutez 2 cuillerées à soupe d'eau. Faites cuire en remuant environ 1 min, jusqu'à ce que le poulet ou les crevettes soient chauds et que l'élément liquide se soit épaissi. Laissez légèrement tiédir, environ 5 min.
Placez la laitue dans un saladier. Couvrez avec le mélange poulet/crevettes, sauce et crème légère.

DÉJEUNERS ET DÎNERS

Salade du chef classique

324 calories, 10 g lipides, 554 mg sodium, 27,5 g hydrates de carbone, 8,5 g fibres, 13,5 g sucres, 37 g protéines

4 tasses de salade romaine ou de laitue iceberg en lanières
1 tomate olivette coupée en quartiers
1 tasse de concombre en tranches
1 tasse de champignons coupés
2 tasses de coleslaw de brocoli
85 g d'escalope de dinde sans sel, hachée
1 blanc d'œuf dur coupé en quartiers
2 cuillerées à soupe de gruyère allégé émietté
2 cuillerées à soupe de vinaigrette allégée
Poivre noir (facultatif)

Mélangez tous les ingrédients à l'exception de la sauce dans un grand saladier. Si vous aimez le poivre, ajoutez-en sur la salade !

Conseil de la Grande gourmande : Si vous ne trouvez pas d'escalopes de dinde sans sel, vous pouvez cuire vous-même un blanc de dinde sans la peau avec des assaisonnements sans sel. (Je compte environ 140 g de blanc cru pour obtenir 110 g d'escalope cuite.) Ou prenez les escalopes les moins salées que vous trouverez.

DÉJEUNERS ET DÎNERS

Coupe-coupe Grande gourmande

326 calories, 7 g lipides, 432 mg sodium, 35,5 g hydrates de carbone, 11 g fibres, 19 g sucres, 31,5 g protéines

4 tasses de salade romaine ou de laitue iceberg en lanières
110 g de blanc de poulet sans la peau, cuit et coupé ou de crevettes prêtes à consommer
1 tasse de concombre finement coupé
½ tasse de poivron rouge finement coupé
½ tasse de tomates cerises coupée en deux
½ tasse de poireau épluché et coupé
¼ tasse d'oignon rouge haché
¼ tasse de betteraves en boîte, égouttées et finement coupées
2 cuillerées à soupe de vinaigre (balsamique, de vin, blanc, de riz ou de cidre)
1 cuillerée à café d'huile d'olive extra vierge ou de pépins de raisin

Mélangez tous les ingrédients à l'exception de l'huile et du vinaigre dans un grand saladier.
Mélangez l'huile et le vinaigre. Versez-en quelques gouttes sur la salade ou servez à côté.

Alternative de la Grande gourmande : Remplacez le vinaigre par un mélange d'huile avec une portion (3 ou 4 cuillerées à soupe) de sauce tomate douce, de sauce crémeuse à la coriandre, ou de sauce balsamique à la crème (page 136). Délicieux ! Attention aux variations sur les quantités de sodium.

Astuce pour les restes de betteraves : Pour l'un de vos casse-croûte, préparez une salade avec ⅓ tasse de betteraves, égouttées et coupées, 1 tasse de salade romaine ou de laitue iceberg en lanières et 1 tasse de légumes à haute teneur en fibres (page 117). Arrosez avec 1 ½ cuillerée à café de vinaigre et 1 cuillerée à café d'huile d'olive extra vierge ou de pépins de raisin.

DÉJEUNERS ET DÎNERS

Big burger et salade

343 calories, 8,5 g lipides, 583 mg sodium, 36,5 g hydrates de carbone, 9 g fibres, 10,5 g sucres, 33 g protéines

Burger

1 pain à 100 calories
110 g de bœuf haché extra-maigre (4 % de matière grasse)
1 cuillerée à café de blancs d'œufs
Pincées de sel, de poivre noir, d'ail en poudre et d'oignon en poudre
1 cuillerée à café de ketchup
1 cuillerée à café de moutarde
1 feuille de laitue
1 grosse tranche de tomate
1 fine tranche d'oignon

Salade

1 tasse de laitue
½ tasse de tomate, oignon ou autres légumes à haute teneur en fibres (page 117)
½ tasse de concombre, champignons ou autres légumes les plus rassasiants (page 117)
2 ½ cuillerées à café de vinaigre (balsamique, vin, blanc, riz ou cidre)
½ cuillerée à café d'huile d'olive extra vierge ou de pépins de raisin

Coupez le pain en deux et grillez-le légèrement si vous le désirez.
Dans un bol, mélangez soigneusement le bœuf, les blancs d'œufs et l'assaisonnement pour former un steak.
Chauffez une poêle antiadhésive à feu moyen. Cuisez le steak 3 ou 4 min de chaque côté, selon votre goût.
Placez le steak sur la tranche inférieure du sandwich. Couvrez-le avec les ingrédients restants et fermez avec l'autre tranche.
Placez les ingrédients de la salade dans un bol. Et servez avec votre burger !

Parlons dinde

Vous pouvez préparer ce repas avec de la dinde hachée extra-maigre en choisissant les escalopes à 140 calories et moins de 5 g de lipides pour 100 g.

DÉJEUNERS ET DÎNERS

Sauté à la va-vite de Jane

339 calories, 6 g lipides, 700 mg sodium, 31,5 g hydrates de carbone, 11 g fibres, 16 g sucres, 38,5 g protéines

3 tasses de coleslaw de brocoli
⅔ tasse de purée de tomate
1 cuillerée à soupe de concentré de tomates
1 cuillerée à café de cassonade non tassée
1 cuillerée à café de sauce aigre-douce
1 cuillerée à café de vinaigre de vin
140 g de bœuf haché extra-maigre (4 % de matière grasse)
Pincées de sel, de poivre noir, de poudre de paprika

Chauffez une poêle antiadhésive à feu moyen. Ajoutez le coleslaw et ½ tasse d'eau. Couvrez et laissez cuire 10 à 12 min jusqu'à ce qu'il soit tendre. Découvrez et, si nécessaire, cuisez encore en mélangeant 2 ou 3 min, jusqu'à ce que l'eau soit complètement évaporée.
Pendant ce temps, mélangez tous les autres ingrédients à part le bœuf et les assaisonnements.
Égouttez soigneusement le coleslaw et déposez-le dans un bol. Retirez la poêle du feu, déposez le coleslaw dans un plat en attente, puis remettez-la à feu moyen. Déposez dessus le bœuf et les assaisonnements. Laissez cuire et assécher 4 ou 5 min, jusqu'à complète cuisson.
Ajoutez le mélange de tomates et le coleslaw dans la poêle et laissez réchauffer en mélangeant encore 2 min.

Parlons dinde

Vous pouvez préparer ce repas avec de la dinde hachée extra-maigre en choisissant les escalopes à 140 calories et moins de 5 g de lipides pour 100 g.

DÉJEUNERS ET DÎNERS

Poulet salade à la low mein

303 calories, 7,5 g lipides, 775 mg sodium, 33,5 g hydrates de carbone, 11 g fibres, 15 g sucres, 30,5 g protéines

Low mein

1 paquet de substitut de vermicelles au tofu
1 cuillerée à café de sauce soja allégée en sodium
¾ cuillerée à café d'amidon de maïs
½ cuillerée à café de sucre semoule
1 tasse de légumes asiatiques congelés à sauter
1 tasse de germes de soja
85 g de blanc de poulet sans la peau, cuit et coupé

Salade

1 tasse de laitue
½ tasse de tomate, oignon ou autres légumes à haute teneur en fibres (page 117)
½ tasse de concombre, champignons ou autres légumes les plus rassasiants (page 117)
2 ½ cuillerées à café de vinaigre (balsamique, de vin, blanc, de riz ou de cidre)
½ cuillerée à café d'huile d'olive extra vierge ou de pépins de raisin

Rincez et égouttez les nouilles dans une passoire. Séchez-les soigneusement et coupez-les.
Pour préparer la sauce, mélangez dans un bol la sauce soja, l'amidon de maïs et le sucre. Ajoutez 2 cuillerée à soupe d'eau froide et mélangez jusqu'à dissolution de l'amidon de maïs.
Chauffez un wok ou une poêle antiadhésif à feu moyen. Ajoutez les légumes à sauter et les germes de soja. Laissez cuire 5 min jusqu'à ce que ce soit chaud.
Ajoutez les nouilles, le poulet et la sauce. Laissez cuire en remuant à peu près 4 min jusqu'à ce que ce soit chaud et bien mélangé.
Déposez les ingrédients de la salade dans un bol et servez avec le low mein.

DÉJEUNERS ET DÎNERS

Mix de thon et salade

343 calories, 11 g lipides, 594 mg sodium, 33 g hydrates de carbone, 9 g fibres, 8,5 g sucres, 31,5 g protéines

Sandwich

2 tranches de pain allégé
70 g de thon au naturel en boîte (égoutté)
1 tasse de poivron rouge finement coupé
2 cuillerées à café de mayonnaise allégée
1 cuillerée à café de moutarde de Dijon
1 grosse tranche de tomate
1 tranche de gruyère allégé

Salade

1 tasse de laitue
½ tasse de tomate, oignon ou autres légumes à haute teneur en fibres (page 117)
½ tasse de tasse de concombre, champignons ou autres légumes les plus rassasiants (page 117)
2 ½ cuillerées à café de vinaigre (balsamique, de vin, blanc, de riz ou de cidre)
½ cuillerée à café d'huile d'olive extra vierge ou de pépins de raisin

Grillez les morceaux de pain. Préchauffez le four ou le gril.
Mélangez dans un bol le thon, le poivre, la mayonnaise et la moutarde.
Déposez régulièrement ce mélange sur l'une des tranches de pain, ajoutez ensuite la tomate et le fromage.
Passez 1 ou 2 min au gril, jusqu'à ce que le fromage soit fondu. Couvrez avec l'autre tranche de pain.
Mélangez les ingrédients de la salade dans un bol et servez avec votre sandwich.

Alternative de la Grande gourmande : Vous n'avez pas de gril ou vous êtes pressé ? Passez au micro-ondes la tranche de pain surmontée du thon et du fromage environ 15 secondes, jusqu'à ce que le fromage soit fondu.

DÉJEUNERS ET DÎNERS

Tacos croquants au bœuf et salade

346 calories, 10,5 g lipides, 600 mg sodium, 34,5 g hydrates de carbone, 5 g fibres, 8 g sucres, 29 g protéines

Tacos

110 g de bœuf haché extra-maigre (4 % de matière grasse maximum)
½ tasse de champignons coupés
2 cuillerées à soupe d'oignons hachés
1 cuillerée à café de sauce salsa
2 tacos de maïs (à fond plat si possible)
¼ tasse de laitue en lanières
2 cuillerées à soupe de pico de gallo

Salade

1 tasse de laitue
½ tasse de concombre, champignons ou autres légumes à haute teneur en fibres (page 117)
2 cuillerées à soupe de pico de gallo
2 ½ cuillerées à café de vinaigre (balsamique, de vin, blanc, de riz ou de cidre)

Chauffez une poêle antiadhésive à feu moyen. Ajoutez le bœuf, les champignons et l'oignon. Laissez cuire environ 5 min, en mélangeant jusqu'à ce que le bœuf soit complètement cuit et les légumes tendres.
Ajoutez l'assaisonnement et continuez à cuire jusqu'à ce que l'eau soit complètement évaporée.
Déposez régulièrement le mélange sur les deux tacos et recouvrez de laitue et de pico de gallo.
Mélangez les ingrédients de la salade dans un bol et servez avec vos tacos.

Parlons dinde…

Vous pouvez préparer ce repas avec de la dinde hachée extra-maigre en choisissant les escalopes à 140 calories et moins de 5 g de lipides pour 100 g.

DÉJEUNERS ET DÎNERS

Sauté de tofu fantastique

330 calories, 9 g lipides, 594 mg sodium, 34,5 g hydrates de carbone, 9,5 g fibres, 18,5 g sucres, 29 g protéines

1 ½ cuillerée à café de sauce soja allégée en sel
1 cuillerée à café de sauce d'huître
1 pincée de gingembre haché
1 pincée de flocons de piment rouge
140 g de tofu extra ferme, coupé en cubes
Pincées d'ail en poudre, d'oignon en poudre et de poivre noir
2 tasses de légumes asiatiques congelés à sauter
2 tasses de germes de soja
1 ½ tasse de champignons coupés
¼ cuillerée à café d'ail haché

Mélangez la sauce soja, la sauce d'huître, le gingembre et les flocons de piment rouge dans un petit bol.
Chauffez une poêle antiadhésive à feu vif. Ajoutez le tofu et répandez dessus l'ail en poudre, l'oignon en poudre et le poivre noir. Laissez cuire environ 5 min, jusqu'à ce que le mélange ait bien doré, en mélangeant pour qu'il brunisse régulièrement.
Déposez le tofu dans un bol et couvrez-le pour le garder au chaud.
Réduisez à feu moyen. Mettez dans la poêle les légumes à sauter, les germes de soja, les champignons et l'ail haché. Couvrez et laissez chauffer 5 min, jusqu'à ce qu'ils soient bien chauds.
Versez la sauce dans la poêle ainsi que le tofu. Couvrez et laissez réchauffer 1 min, jusqu'à ce que tout soit bien chaud.

DÉJEUNERS ET DÎNERS

Sauté de tofu fantastique (suite)

Truc pour les restes de tofu : Pour l'un de vos casse-croûte, préparez un petit sauté…
Chauffez une poêle antiadhésive à feu vif. Ajoutez 56 g de tofu et arrosez d'assaisonnement. Laissez cuire environ 5 minutes, jusqu'à ce que le mélange ait bien doré, en mélangeant pour qu'il brunisse régulièrement.
Déposez le tout dans un bol et couvrez-le pour le garder au chaud.
Cuisez en les mélangeant 1 tasse de légumes à haute teneur en fibres (page 117) jusqu'à ce qu'ils soient tendres. Ajoutez le tofu et 1 cuillerée à soupe de sauce, d'assaisonnement ou de marinade à 25 calories ou moins. Mélangez bien.

DÉJEUNERS ET DÎNERS

Poulet façon pizza et spaghetti en sauce

356 calories, 5,5 g lipides, 762 mg sodium, 34 g hydrates de carbone, 12 g fibres, 14,5 g sucres, 43 g protéines

⅔ tasse de purée de tomates en boîte
¾ cuillerée à café d'ail en poudre
¾ cuillerée à café d'oignon en poudre
¼ cuillerée à café de poivre noir ou plus
3 tasses de coleslaw de brocoli
110 g de blanc de poulet sans la peau, cuit et finement coupé
¼ tasse de poivron vert en dés
¼ tasse de champignons coupés
2 cuillerées à soupe d'oignon coupé
2 cuillerées à soupe de lanières de mozzarella partiellement écrémée
1 cuillerée à café de parmesan

Assaisonnement au choix : flocons de piment rouge, origan

Assaisonnez la purée de tomates avec ½ cuillerée à café d'ail en poudre, ½ cuillerée à café d'oignon en poudre et ⅛ cuillerée à café de poivre noir. Chauffez une grande poêle antiadhésive à feu moyen. Ajoutez le coleslaw et ½ tasse d'eau. Couvrez et laissez cuire 10 à 12 min jusqu'à ce qu'il soit tendre. Découvrez et, si nécessaire, cuisez encore en mélangeant 2 ou 3 min, jusqu'à ce que l'eau soit complètement évaporée. Déposez le tout dans un bol allant au micro-ondes, ajoutez les ¾ des tomates assaisonnées et couvrez pour garder au chaud.

Remettez la poêle à feu moyen. Déposez dessus le poulet et le reste d'ail en poudre, d'oignon en poudre et de poivre noir. Laissez cuire 5 min. Faites sauter le poulet dans la poêle. Ajoutez le poivron vert, les champignons et l'oignon. Mélangez de temps à autre et laissez cuire encore 5 min, jusqu'à ce que les légumes soient légèrement tendres et que le poulet soit bien cuit.

Poulet façon pizza et spaghetti en sauce (suite)

Couvrez le poulet avec le reste des tomates assaisonnées et répandez dessus la mozzarella. Couvrez et laissez cuire 1 min, jusqu'à ce que le fromage ait fondu.
Déposez dans un plat votre poulet façon pizza, couvrez-le avec les champignons et l'oignon. Saupoudrez de parmesan.
Si nécessaire, réchauffez le coleslaw au micro-ondes.

Alternative de la Grande gourmande : Gagnez du temps en cuisant le coleslaw à la vapeur. Placez-le dans un bol allant au micro-ondes avec 2 cuillerées à soupe d'eau, couvrez et faites cuire 3 minutes ou jusqu'à ce qu'il soit tendre. Jetez l'eau en excès. Ajoutez les tomates assaisonnées et chauffez 1 minute, ou jusqu'à ce que ce soit chaud. Couvrez pour garder au chaud.

DÉJEUNERS ET DÎNERS

Saumon aux légumes, sésame et gingembre

348 calories, 13 g lipides, 452 mg sodium, 24,5 g hydrates de carbone, 6 g fibres, 13,5 g sucres, 27 g protéines

2 cuillerées à soupe de sauce allégée au sésame et au gingembre
⅛ cuillerée à café d'ail haché
1 pincée de gingembre haché
110 g de saumon cru sans la peau
3 tasses de légumes asiatiques congelés à sauter

Préchauffez le four à 190 °C. Disposez une feuille de papier sulfurisé sur un plan de travail.
Dans un grand bol, mélangez sauce, ail et gingembre. Ajoutez le saumon et retournez-le pour le couvrir de sauce. Couvrez et laissez mariner 15 min au réfrigérateur.
Placez les légumes à sauter au centre de la feuille de papier sulfurisé et posez dessus le saumon. Arrosez du reste de la marinade et couvrez d'une autre feuille de papier sulfurisé.
Assemblez et pliez les quatre coins des feuilles, pour former une papillote bien scellée. Laissez cuire 30 min ou jusqu'à ce que le saumon soit cuit et les légumes tendres.
Coupez la papillote pour laisser sortir la vapeur avant de l'ouvrir complètement.

Alternative poêle : Chauffez une grande poêle antiadhésive à feu moyen. Ajoutez les légumes sur une moitié de la poêle et le saumon sur l'autre. Couvez les légumes avec l'ail et arrosez le saumon de vinaigre. Laissez cuire environ 8 minutes, jusqu'à ce que les légumes soient chauds et le saumon cuit, en remuant souvent les légumes et en retournant le saumon une fois. Arrosez avec la sauce.

DÉJEUNERS ET DÎNERS

Plateau de fromage grillé

330 calories, 10,5 g lipides, 711 mg sodium, 36 g hydrates de carbone, 11 g fibres, 11 g sucres, 25 g protéines

2 tranches de pain allégé
1 part de crème de gruyère (type Vache qui rit) allégée
1 tranche de gruyère allégé
2 cuillerées à café de beurre allégé
2 pincées d'ail en poudre
2 tasses de légumes crus ou cuits à la vapeur : haricots mangetout, poivrons, carottes et/ou autres légumes à haute teneur en fibres (page 117)
2 gros blancs d'œufs durs

Déposez les tranches de pain à plat puis étalez dessus la portion de crème de gruyère allégée. Posez le gruyère sur une tranche et surmontez-la de l'autre tranche. Étalez sur le sandwich 1 cuillerée à café de beurre et saupoudrez de 1 pincée d'ail en poudre.
Chauffez une poêle antiadhésive à feu moyen. Placez dessus le pain, côté beurré. Étalez le reste de beurre dessous et saupoudrez avec l'autre pincée d'ail en poudre.
Laissez cuire environ 2 min de chaque côté, jusqu'à ce que le pain soit grillé et le fromage fondu. Servez avec les légumes et les blancs d'œufs.

Conseil de cuisson des légumes : Reportez-vous page 116 !

DÉJEUNERS ET DÎNERS

Poulet aux fajitas toastées

343 calories, 7,5 g lipides, 432 mg sodium, 37,5 g hydrates de carbone, 7,5 g fibres, 8,5 g sucres, 33 g protéines

1 chapeau de champignon portobello, coupé
⅓ tasse de poivron coupé
⅓ tasse d'oignon coupé
110 g de blanc de poulet sans la peau, cuit et coupé
1 cuillerée à café de sauce à fajitas
2 tortillas de maïs de 15 cm
¼ tasse de tomate en tranches
30 g (environ 2 cuillerées à soupe) d'avocat écrasé
½ cuillerée à soupe de coriandre hachée
½ cuillerée à café de jus de citron vert
1 pincée de sel
Poudre de piment rouge (facultatif)

Préchauffez le four à 190 °C. Disposez une feuille de papier sulfurisé sur un plan de travail.
Disposez une feuille d'aluminium sur le papier sulfurisé. Placez au centre le champignon, le poivron et l'oignon. Assaisonnez le poulet avec la sauce à fajitas et déposez-le sur les légumes.
Couvrez avec une autre feuille d'aluminium. Assemblez et pliez les quatre coins des feuilles, pour former une papillote bien scellée.
Disposez les tortillas à côté de la papillote, Vaporisez-les d'un enduit de cuisson antiadhésif et cuisez 5 min.
Retournez les tortillas. Laissez-les cuire environ 5 min, jusqu'à ce qu'elles deviennent croquantes.
Disposez les tortillas sur une assiette. Poursuivez la cuisson de la papillote pendant 10 min ou jusqu'à ce que le poulet soit bien cuit et les légumes tendres.
Pendant ce temps, mélangez dans un petit bol la tomate, l'avocat, la coriandre, le jus de citron vert, le sel et, selon votre goût, la poudre de piment rouge. Mélangez bien.

Poulet aux fajitas toastées (suite)

Coupez la papillote pour laisser sortir la vapeur avant de l'ouvrir complètement.
Disposez sur les tortillas le mélange poulet-légumes et le mélange tomate-avocat. Miam !

Alternative poêle et minifour : Grillez les tortillas dans un minifour environ 5 minutes, jusqu'à ce qu'elles soient croquantes et dorées. Chauffez une grande poêle antiadhésive à feu moyen. Ajoutez les tranches de champignon, le poivron et l'oignon. Laissez cuire en remuant environ 4 minutes, jusqu'à ce qu'ils soient bien tendres. Ajoutez le poulet, la sauce à fajitas et 2 cuillerées à soupe d'eau. Laissez cuire en remuant, environ 5 minutes, jusqu'à ce que le poulet soit bien cuit.

Truc pour les restes de tortilla : Préparez-vous des Croustilles de tortilla faites maison (page 212) !

DÉJEUNERS ET DÎNERS

Poulet en barbecue balsamique et salade

337 calories, 7 g lipides, 467 mg sodium, 37,5 g hydrates de carbone, 6 g fibres, 20,5 g sucres, 31 g protéines

Papillote

2 cuillerées à soupe de sauce barbecue à environ 45 calories par portion de 2 cuillerées à soupe
1 cuillerée à soupe de vinaigre balsamique
½ tasse de petits brocoli en fleurettes
½ tasse d'oignon en tranches
¼ tasse de maïs doux congelé en grains
140 g de blanc de poulet sans la peau coupé en tranches de 1,3 cm d'épaisseur
½ cuillerée à café d'assaisonnement sans sel

Salade

1 tasse de laitue
1 tasse de concombre, champignons ou autres légumes les plus rassasiants (page 117)
2 cuillerées à café de vinaigre (balsamique, de vin, blanc, de riz ou de cidre)
1 cuillerée à café d'huile d'olive extra vierge ou de pépins de raisin

Préchauffez le four à 190 °C. Disposez une feuille de papier sulfurisé sur un plan de travail. Vaporisez-la d'un enduit de cuisson antiadhésif.
Mélangez dans un petit bol la sauce barbecue avec le vinaigre balsamique.
Placez les brocoli, l'oignon et le maïs au centre de la feuille.
Arrosez le poulet d'assaisonnement et placez-le sur les légumes. Arrosez du mélange sauce barbecue-vinaigre balsamique. Couvrez avec une autre feuille de papier sulfurisé.
Assemblez et pliez les quatre coins des feuilles, pour former une papillote bien scellée. Laissez cuire 25 min ou jusqu'à ce que le poulet soit bien cuit et les légumes tendres.

DÉJEUNERS ET DÎNERS

Poulet en barbecue balsamique et salade (suite)

Coupez la papillote pour laisser sortir la vapeur avant de l'ouvrir complètement.
Déposez les ingrédients de la salade dans un bol et servez avec le poulet et les légumes.

Alternative poêle : Dans un petit bol, mélangez la sauce barbecue avec le vinaigre balsamique. Chauffez une grande poêle antiadhésive à feu moyen. Ajoutez les brocoli, l'oignon et le maïs sur une moitié de la poêle et le poulet sur l'autre. Laissez cuire, environ 10 minutes, en remuant les légumes jusqu'à ce qu'ils se soient tendres et en retournant le poulet, jusqu'à ce qu'il soit cuit. Arrosez le poulet d'assaisonnement sans sel et de sauce barbecue-vinaigre balsamique.

DÉJEUNERS ET DÎNERS

Poisson fruité avec pomme au four en robe d'alu et salade

329 calories, 7 g lipides, 334 mg sodium, 35,5 g hydrates de carbone, 6 g fibres, 12,5 g sucres, 31 g protéines

Papillote

85 g de pommes de terre grelots rouges coupées en cubes de 2 cm
140 g de tilapia, de cabillaud ou de bar
¼ cuillerée à café d'ail en poudre
¼ cuillerée à café de piment rouge
½ tasse d'oignon rouge coupé
¼ tasse de sauce à l'ananas ou à la mangue

Salade

1 tasse de laitue
1 tasse de concombre, champignons ou autres légumes les plus rassasiants (page 117)
2 cuillerées à café de vinaigre (balsamique, de vin, blanc, de riz ou de cidre)
1 cuillerée à café d'huile d'olive extra vierge ou de pépins de raisin

Préchauffez le four à 190 °C. Disposez une feuille de papier sulfurisé sur un plan de travail. Vaporisez-les d'un enduit de cuisson antiadhésif.
Mélangez dans un petit bol allant au micro-ondes les pommes de terre et 1 cuillerée à soupe d'eau. Couvrez et chauffez 2 min, jusqu'à ce qu'elles soient tendres. Égouttez.
Placez le poisson au centre de la feuille et entourez-le des pommes de terre. Saupoudrez d'ail et de piment. Ajoutez l'oignon et la sauce. Couvrez d'une autre feuille de papier sulfurisé.
Assemblez et pliez les quatre coins des feuilles, pour former une papillote bien scellée. Laissez cuire 15 min ou jusqu'à ce que le poisson et les pommes de terre soient bien cuits.

DÉJEUNERS ET DÎNERS

Poisson fruité avec pomme au four en robe d'alu et salade (suite)

Coupez la papillote pour laisser sortir la vapeur avant de l'ouvrir complètement.
Déposez les ingrédients de la salade dans un bol et servez avec le poisson et les pommes de terre.

Conseil de la Grande gourmande : Si votre filet de poisson est très mince, vérifiez la cuisson au bout de 10 minutes.

DÉJEUNERS ET DÎNERS

Aiguillettes de poulet à la nugget et salade

347 calories, 8 g lipides, 472 mg sodium, 34 g hydrates de carbone, 16,5 g fibres, 4,5 g sucres, 46,5 g protéines

Aiguillettes de poulet

½ tasse d'All Bran
1 cuillerée à café d'épices d'assaisonnement sans sel
¼ tasse de blancs d'œufs
170 g de blanc de poulet sans la peau coupé en 6 aiguillettes fines
1 cuillerée à soupe de moutarde

Salade en accompagnement

1 tasse de laitue
1 tasse de concombre, champignons ou autres légumes les plus rassasiants (page 117)
2 cuillerées à café de vinaigre (balsamique, de vin, blanc, de riz ou de cidre)
1 cuillerée à café d'huile d'olive extra vierge ou de pépins de raisin

Préchauffez le four à 190 °C. Disposez une feuille de papier sulfurisé sur un plan de travail. Vaporisez-la d'un enduit de cuisson antiadhésif.
Écrasez les céréales au mixer (ou au maillet à travers un sac). Déposez les miettes dans un saladier et mélangez avec les épices d'assaisonnement.
Placez les blancs d'œufs dans un autre saladier. Trempez-y les aiguillettes l'une après l'autre, secouez-les pour ôter le surplus et roulez-les dans les miettes de céréales. Étalez-les sur la feuille de papier sulfurisé.
Laissez cuire 8 min. Retournez-les. Poursuivez la cuisson 6 min, jusqu'à ce qu'elles soient cuites et croquantes.
Déposez les ingrédients de la salade dans un bol et servez avec les aiguillettes de poulet, accompagnées de la moutarde dans laquelle vous les tremperez.

Conseil de la Grande gourmande : Si vous n'avez pas de petit mixer, écrasez vos céréales dans un sac fermé hermétiquement. Placez-les dans le sac, chassez l'air et fermez. À l'aide d'un petit maillet, écrasez-les sur une surface plate. Pas de maillet ? Un rouleau à pâtisserie ou n'importe quel ustensile de cuisine un peu lourd fera l'affaire.

DÉJEUNERS ET DÎNERS

Poulet au parmesan et pâtes en sauce

352 calories, 6 g lipides, 676 mg sodium, 37 g hydrates de carbone, 16 g fibres, 11 g sucres, 43 g protéines

½ tasse de purée de tomates au basilic en boîte
¼ cuillerée à café d'ail en poudre
¼ cuillerée à café d'oignon en poudre
3 tasses de coleslaw de brocoli
¼ tasse d'All Bran finement écrasées
1 cuillerée à café de sauce italienne
2 cuillerées à soupe de blancs d'œufs
110 g de blanc de poulet sans la peau, cuit et finement coupé en aiguillettes de 1,3 cm d'épaisseur
3 cuillerées à soupe de lanières de mozzarella

Assaisonnez les tomates avec la moitié de l'ail en poudre et de l'oignon en poudre (ou plus, si vous désirez en renforcer le goût).
Chauffez une grande poêle antiadhésive à feu moyen. Ajoutez le coleslaw et ½ tasse d'eau. Couvrez et laissez cuire 10 à 12 min, jusqu'à ce qu'il soit tendre. Découvrez et, si nécessaire, cuisez encore en mélangeant 2 ou 3 min, jusqu'à ce que l'eau se soit complètement évaporée. Déposez le tout dans un bol allant au micro-ondes, ajoutez les ¾ des tomates assaisonnées et couvrez pour garder au chaud.
Dans un saladier, mélangez les céréales écrasées avec la sauce italienne et le reste d'ail en poudre et d'oignon en poudre.
Placez les blancs d'œufs dans un autre saladier. Trempez-y les aiguillettes l'une après l'autre, secouez-les pour ôter le surplus et roulez-les dans les miettes de céréales.
Remettez la poêle à feu moyen. Déposez-y le poulet et laissez cuire 5 min de chaque côté.
Couvrez le poulet avec le reste des tomates, répandez dessus le fromage. Couvrez et laissez cuire 2 min, jusqu'à ce que le fromage ait fondu.
Si nécessaire, réchauffez le coleslaw au micro-ondes.

DÉJEUNERS ET DÎNERS

Poulet au parmesan et pâtes en sauce (suite)

Alternative de la Grande gourmande : Gagnez du temps en cuisant le coleslaw à la vapeur. Placez-le dans un bol allant au micro-ondes avec 2 cuillerées à soupe d'eau, couvrez et faites cuire 3 minutes ou jusqu'à ce qu'il soit tendre. Jetez l'eau en excès. Ajoutez les tomates assaisonnées et chauffez 1 minute, ou jusqu'à ce que soit chaud. Couvrez pour garder au chaud.

Astuce de la Grande gourmande : Si vous ne trouvez pas de purée de tomates au basilic en boîte, utilisez une boîte de tomates au naturel et ajoutez un peu de basilic.

CASSE-CROÛTE

Régalez-vous malin !

Il y a un tel choix de casse-croûte : TROMPE-FRINGALE, PLEINS DE PROTÉINES, SHOOTS DE DESSERTS et PORTIONS MAOUSSES... Essayez-en quelques-uns pour découvrir ceux qui vous conviendront le mieux.

Chacun de ces casse-croûte contient 100 calories ou moins. Et vous y avez droit TROIS fois par jour. Chacun contient également moins de 300 mg de sodium. L'une de mes séries quotidiennes préférées ? 2 ¼ tasses de morceaux de pastèque + 1 sachet de 100 calories de popcorn micro-ondes allégé + 3 tasses de haricots mangetout. Miam ! (Mais pas tout à la fois !)

Consultez les casse-croûte supplémentaires page 220 si vous avez plus de 35 kilos à perdre, que vous faites beaucoup d'exercice ou que vous trouvez simplement ce nombre de calories insuffisant pour vous, ajoutez l'un de ces encas supplémentaires par jour.

Et voici un bon conseil : gardez TOUJOURS quelques encas sous la main, à la maison, au travail et quand vous vous déplacez. Regardez page 64, les Encas de secours proposés.

À présent, tournez la page... et bon appétit !

Casse-croûte sur le pouce

Casse-croûte vite faits !

Casse-croûte maison

CASSE-CROÛTE SUR LE POUCE

* **Portions de 100 calories de fruits**
  (voir Charte des fruits page 192)

* **Portions de 100 calories de légumes**
  (voir Charte des légumes page 193)

* **Portions de 60 calories de légumes avec 40 calories de sauce**
  (voir Assortiments légumes et sauces page 194)

* **15 g d'amandes ou de pistaches**
  (environ 12 amandes ou 24 pistaches)

* **½ portion de fromage allégé avec 7,5 g d'amandes ou de pistaches**
  (environ 6 amandes ou 12 pistaches)

* **½ portion de fromage allégé avec une moitié de portion de fruit à 100 calories**
  (voir Charte des fruits page 192)

* **56 g d'escalope de dinde sans sel ajouté avec 1 petit concombre coupé en dés**
  PLEIN DE PROTÉINES

* **Sachet de 100 calories de popcorn micro-ondes allégé**
  PORTION MAOUSSE

* **170 g de yaourt à la grecque allégé**
  PLEIN DE PROTÉINES

CASSE-CROÛTE SUR LE POUCE

* **170 g de yaourt maigre aromatisé**
  Yoplait 0 % Danone 0 %
  Danio 0 %

* **Sachets de 100 calories (ou 1 tasse) de fruits lyophilisés**
  N.A !

* **110 g de yaourt maigre aromatisé avec 1/3 tasse de fruits lyophilisés**

* **Barres de céréales, barres protéinées, barres au muesli de 100 calories ou moins**
  Special K, Fitness, etc.

* **Crackers aux fibres et 1 cuillerée à soupe de confiture allégée**
  Wasa

* **Sachet de 100 calories de chips légères ou de tortillas**

* **Mini-gâteau de riz**

* **1 gâteau de riz (50 calories ou moins) avec une moitié de portion de fruit à 100 calories**
  (voir Charte des fruits page 192)

* **100 calories ou moins de thon en boîte au naturel**
  PLEIN DE PROTÉINES

Charte des fruits des filles qui ont toujours faim : portions de 100 calories

Les fruits riches en fibres et les portions généreuses sont des plus nourrissants. Les étoiles indiquent les préférés de la Grande gourmande…

2 ¼ tasses de morceaux de pastèque (1,5 g de fibres)

2 tasses de fraises coupées en deux ; environ 17 grosses fraises (6 g de fibres)*

1 ¾ tasse de tranches d'une pomme de taille moyenne (4,5 g de fibres)*

1 ¾ tasse de morceaux de melon (2,5 g de fibres)

1 ⅔ tasse de mûres (12,5 g de fibres)*

1 ⅔ tasse de tranches de pêche ; environ 2 petites pêches (4 g de fibres)

1 ½ tasse de framboises (12,5 g de fibres)*

1 ½ tasse de nectarines coupées ; à peu près 1 ½ fruit (3,5 g de fibres)

1 ¼ tasse de morceaux de poire ; à peu près 1 fruit moyen (5,5 g de fibres)

1¼ tasse de quartiers d'orange ; à peu près 1 fruit moyen (5,5 g de fibres)*

1 ¼ tasse de myrtilles (4,5 g de fibres)

1 ¼ tasse de tranches d'ananas (3 g de fibres)

1 tasse de quartiers de pamplemousse ; à peu près 1 fruit (3,5 g de fibres)

1 tasse de cerises (3 g de fibres)

1 tasse de morceaux de mangue ; à peu près ½ mangue (2,5 g de fibres)

1 tasse de raisin ; à peu près 30 grains (1,5 g de fibres)

¾ tasse de tranches de banane ; à peu près un fruit moyen (3 g de fibres)

⅔ tasse de pépins de grenade ; à peu près ½ fruit (4,5 g de fibres)

3 clémentines ou petites mandarines (3,5 g de fibres)

2 tangerines ou mandarines moyennes (3,5 g de fibres)

Charte des légumes des filles qui ont toujours faim : portions de 100 calories

Haute teneur en fibres et portions généreuses : OUI !

1 artichaut extra-large (11 g de fibres)

4 ½ tasses de chou finement coupé (10 g de fibres)

4 tasses (1 sachet de 350 g) de coleslaw de brocoli (12 g de fibres)

4 tasses de poivrons coupés (7 g de fibres)

3 ½ tasses de morceaux d'asperge (10 g de fibres)

3 ½ tasses de petits bouquets de chou-fleur (7,5 g de fibres)

3 ½ tasses de tomates cerises (6 g de fibres)

3 ⅓ tasses de haricots mangetout (6 g de fibres)

3 tasses de fleurettes de brocoli (7 g de fibres)

3 tasses de chou frisé finement coupé (7 g de fibres)

2 ½ tasses de choux de Bruxelles (8,5 g de fibres)

2 ¼ tasses de morceaux de poireau (13 g de fibres)

2 ¼ tasses de courge spaghetti cuite (5 g de fibres)

1 ½ tasse de courge musquée en cubes (4 g de fibres)

28 mini-carottes (8 g de fibres)

Les mesures correspondent aux légumes crus (sauf indication contraire).

Conseil de la Grande gourmande : Voyez page 115 comment cuire la courge spaghetti.

Charte des légumes des filles qui ont toujours faim : portions de 60 calories

1 artichaut moyen (7 g de fibres)

2 ¾ tasses de chou finement coupé (6 g de fibres)

2 ½ tasses (1 sachet de 350 g) de coleslaw de brocoli (7,5 g de fibres)

2 ½ tasses de poivrons coupés (4,5 g de fibres)

2 ¼ tasses de morceaux d'asperges (6 g de fibres)

2 ¼ tasses de tomates cerise (4 g de fibres)

2 tasses de fleurettes de brocoli (4,5 g de fibres)

2 tasses de morceaux de chou-fleur (4 g de fibres)

2 tasses de haricots mange-tout (3,5 g de fibres)

1 ¾ tasse de chou frisé finement coupé (4 g de fibres)

1 ½ tasse de choux de Bruxelles (5 g de fibres)

1 ½ tasse de courge spaghetti cuite (3 g de fibres)

1 ¼ tasse de morceaux de poireau (7,5 g de fibres)

1 tasse de courge musquée en cubes (2,5 g de fibres)

17 mini-carottes (5 g de fibres)

Les mesures correspondent aux légumes crus (sauf indication contraire).

Sauces froides de 40 calories et moins

* 1 portion (3 ou 4 cuillerées à soupe) de sauce tomate douce acide, de sauce crémeuse à la coriandre ou de sauce balsamique à la crème (page 136)
* ¼ tasse de salsa fraîche ou pico de gallo
* 1 ½ cuillerée à soupe de hummus

Accompagnez vos légumes cuits de…

* ½ tasse de purée de tomates en boîte assaisonnée d'ail ou d'oignon en poudre, etc.
* ¼ tasse de sauce marinara allégée
* 1 cuillerée à soupe de n'importe quelle sauce ou marinade de 25 calories ou moins par portion de 1 cuillerée à soupe
* 2 cuillerées à café de beurre allégé

Préférez les options à 250 mg de sodium ou moins

Sauces froides et chaudes des filles qui ont toujours faim

En accompagnent d'une portion de 60 calories de légumes en guise de casse-croûte, ou à utiliser avec les recettes de salade ou de sandwich…

Sauce tomate douce acide

24 calories, 0 g lipides, 220 mg sodium, 5 g hydrates de carbone, 1 g fibres, 3 g sucres, 0,5 g protéines

3 cuillerées à soupe de purée de tomates en boîte
1 cuillerée à café de vinaigre de riz
1 cuillerée à café de basilic haché
⅛ cuillerée à café d'ail en poudre

Assemblez les ingrédients et mélangez bien.

Sauce crémeuse à la coriandre

30 calories, 0 g lipides, 168 mg sodium, 2,5 g hydrates de carbone, 0 g fibres, 2 g sucres, 4,5 g protéines

3 cuillerées à soupe de yaourt à la grecque allégé
1 cuillerée à soupe d'eau
1 cuillerée à soupe de coriandre finement hachée
½ cuillerée à café de jus de citron vert
⅛ cuillerée à café de cumin
⅛ cuillerée à café d'ail en poudre
⅛ cuillerée à café d'oignon en poudre
Sel et poivre noir

Assemblez les ingrédients et mélangez bien.

Sauce balsamique à la crème

31 calories, 0 g lipides, 13 mg sodium, 4 g hydrates de carbone, 0 g fibres, 3 g sucres, 3 g protéines

2 cuillerées à soupe de yaourt à la grecque allégé
1 cuillerée à soupe de vinaigre balsamique
½ sachet d'édulcorant en poudre

Assemblez les ingrédients et mélangez bien.

Faire le plein de sauce tomate douce acide

⅛ de la recette (environ 3 cuillerées à soupe) : 24 calories, 0 g lipides, 220 mg sodium, 5 g hydrates de carbone, 1 g fibres, 3 g sucres, 0,5 g protéines

24 cuillerées à soupe de purée de tomates en boîte
8 cuillerées à café de vinaigre de riz
8 cuillerées à café de basilic haché
1 cuillerée à café d'ail en poudre

Assemblez les ingrédients dans un récipient hermétique. Mélangez bien.

Faire le plein de sauce crémeuse à la coriandre

⅛ de la recette (environ 3 cuillerées à soupe) : 30 calories, 0 g lipides, 168 mg sodium, 2,5 g hydrates de carbone, 0 g fibres, 2 g sucres, 4,5 g protéines

24 cuillerées à soupe de yaourt à la grecque allégé
8 cuillerées à soupe d'eau
8 cuillerées à soupe de coriandre finement hachée
4 cuillerées à café de jus de citron vert
1 cuillerée à café de cumin
1 cuillerée à café d'ail en poudre
1 cuillerée à café d'oignon en poudre
Assaisonnez de sel et de poivre noir

Assemblez les ingrédients dans un récipient hermétique. Mélangez bien.

Faire le plein de sauce balsamique à la crème

1/8 de la recette (environ 3 cuillerées à soupe) : 31 calories, 0 g lipides, 13 mg sodium, 4 g hydrates de carbone, 0 g fibres, 3 g sucres, 3 g protéines

16 cuillerées à soupe de yaourt à la grecque allégé
8 cuillerées à soupe de vinaigre balsamique
4 sachets d'édulcorant en poudre

Assemblez les ingrédients dans un récipient hermétique. Mélangez bien.

Conseils de cuisson des légumes

Vous préférez vos légumes cuits ? Lisez donc la suite…

Comment cuire des légumes vapeur au micro-ondes !

Pour 1 à 3 tasses de toutes sortes de légumes

Placez vos légumes dans un plat adapté au micro-ondes avec 2 cuillerées à soupe d'eau. Couvrez et chauffez environ 3 minutes, jusqu'à ce qu'ils soient tendres. Recommencez autant que nécessaire. Égouttez.

Comment cuire une courge spaghetti …

Préchauffez votre four à 205 °C.

Passez la courge 3 ou 4 minutes au micro-ondes, jusqu'à ce qu'elle soit assez tendre pour que vous puissiez la couper. Divisez-la en deux dans le sens de la longueur et ôtez les pépins. Remplissez un grand plat à four de 1,5 cm d'eau et disposez les morceaux de courge dessus, côté coupé dessous. Laissez cuire environ 40 minutes. (Vérifiez au bout de 30 minutes, si vous les préférez un peu fermes.)

À l'aide d'une fourchette, raclez-les pour en tirer des filaments et mettez-les dans une passoire. Laissez égoutter.

Comment cuire au micro-ondes une courge spaghetti…

Passez la courge 3 ou 4 minutes au micro-ondes, jusqu'à ce qu'elle soit assez tendre pour qu'on puisse la couper. Divisez-la en quartiers et ôtez les pépins. Placez un morceau de courge côté coupé dessous dans un plat adapté au micro-ondes. Ajoutez 2 cuillerées à soupe d'eau, couvrez et faites cuire 8 minutes (ou plus, jusqu'à ce qu'elle soit tendre). Recommencez avec les autres morceaux.

À l'aide d'une fourchette, raclez les morceaux pour en tirer des filaments et mettez-les dans une passoire. Laissez égoutter.

Comment cuire à la poêle du coleslaw de brocoli ou du chou finement coupé…

Chauffez à feu moyen une grande poêle antiadhésive. Ajouter les brocolis crus ou le chou et ½ tasse d'eau.

Couvrez et laissez cuire 10 à 12 minutes jusqu'à ce qu'ils soient bien tendres. Ôtez le couvercle et, si nécessaire, poursuivez la cuisson en remuant 2 ou 3 min, jusqu'à ce que l'eau soit évaporée.

CASSE-CROÛTE VITE FAITS !

Chips de chou frisé TROMPE-FRINGALE

98 calories, 2 g lipides, 231 mg sodium, 17,5 g hydrates de carbone, 7 g fibres, 4,5 g sucres, 8,5 g protéines

Préchauffez le four à 220 °C et tapissez une grille de papier sulfurisé. Répartissez 3 tasses de feuilles de chou sur le papier. Vaporisez-les d'un enduit de cuisson antiadhésif et saupoudrez de 1 pincée de sel. Laissez cuire 5 à 7 min, jusqu'à ce que les feuilles soient bien croquantes. Miam !

Nouilles crémeuses au fromage TROMPE-FRINGALE

55 calories, 2,5 g lipides, 210 mg sodium, 7 g hydrates de carbone, 4 g fibres, 1 g sucres, 2,5 g protéines

Égouttez 1 paquet de vermicelles au tofu dans une passoire. Coupez-les approximativement et chauffez 1 min au micro-ondes. Ajoutez une part de crème de gruyère allégée émiettée en petits morceaux. Chauffez 1 min au micro-ondes. Mélangez et assaisonnez.

Œufs en tasse aux légumes PLEIN DE PROTÉINES

83 calories, 0 g lipides, 252 mg sodium, 6 g hydrates de carbone, 1 g fibres, 3 g sucres, 14,5 g protéines

Dans un grand mug allant au micro-ondes vaporisé d'un enduit de cuisson antiadhésif, mélangez ½ tasse d'épinards hachés avec 2 cuillerées à soupe d'oignons hachés et 2 cuillerées à soupe de poivrons. Passez 1 min 30 au micro-ondes, jusqu'à ce qu'ils soient tendres. Évacuez toute trace d'humidité, ajoutez ½ tasse de blancs d'œufs et mélangez. Chauffez 1 min au micro-ondes. Ajoutez 2 cuillerées à soupe de purée de tomates et cuisez à nouveau 1 min au micro-ondes.

CASSE-CROÛTE VITE FAITS !

Petits pains trop bons PLEIN DE PROTÉINES

64 calories, 0,5 g lipides, 138 mg sodium, 6 g hydrates de carbone, 2 g fibres, 3,5 g sucres, 9 g protéines

Placez 2 grandes feuilles de laitue sur une assiette. Posez sur chacune 14 g (environ 1 tranche) d'escalope de dinde sans sel ajouté, 2 tranches de tomate moyennes et ½ cuillerée à café de moutarde.

Fraises fourrées à la feta PORTION MAOUSSE

100 calories, 4,5 g lipides, 260 mg sodium, 11,5 g hydrates de carbone, 3 g fibres, 7 g sucres, 5,5 g protéines

Coupez les extrémités, côté pédoncule, de 8 grosses fraises sur à peu près 1,5 cm. À l'aide d'une petite cuillère, évidez délicatement les fruits en retirant à peu près la moitié de la pulpe. Puis fourrez-les avec 3 cuillerées à soupe de feta allégée émiettée aussi finement que possible.

Rouge orangé SHOOT DE DESSERTS

94 calories, 0,5 g lipides, 6 mg sodium, 23 g hydrates de carbone, 5 g fibres, 14,5 g sucres, 1 g protéines

Mélangez dans un mixer 1 tasse de fruits rouges congelés partiellement décongelés, ½ tasse de pur jus d'orange sans pulpe et 1 sachet d'édulcorant en poudre. Ajoutez ¾ de tasse de glace pilée et mixez jusqu'à obtenir un mélange mousseux.

CASSE-CROÛTE VITE FAITS !

Salade capraise PORTION MAOUSSE

95 calories, 3 g lipides, 200 mg sodium, 8,5 g hydrates de carbone, 2,5 g fibres, 4,5 g sucres, 8,5 g protéines

Découpez ½ portion de fromage allégé en rondelles. Ajoutez 2 tasses de salade romaine ou de laitue iceberg en lanières, 1 tasse de purée de tomates, 2 cuillerées à soupe de basilic frais haché et 1 cuillerée à soupe de vinaigre balsamique.

Brocoli à la parmesane PORTION MAOUSSE

100 calories, 3 g lipides, 207 mg sodium, 12 g hydrates de carbone, 4,5 g fibres, 3 g sucres, 9 g protéines

Placez 2 tasses de brocoli dans un bol allant au micro-ondes, et ajoutez 2 tasses d'eau. Couvrez et chauffez 3 min jusqu'à ce qu'ils deviennent tendres. Égouttez-les et saupoudrez de 1 cuillerée à soupe de parmesan.

Mug de tarte aux pommes SHOOT DE DESSERTS

72 calories, < 0,5 g lipides, 1 mg sodium, 19 g hydrates de carbone, 3,5 g fibres, 13 g sucres, < 0,5 g protéines

Placez 1 tasse de tranches de pomme, ½ cuillerée à café de cannelle, ⅛ tasse de jus de citron et 1 sachet d'édulcorant en poudre dans un mug allant au micro-ondes vaporisé d'enduit de cuisson antiadhésif. Mélangez bien. Couvrez et cuisez 2 min (ou plus si nécessaire).

CASSE-CROÛTE VITE FAITS !

Papillotes de thon laitue PLEIN DE PROTÉINES

99 calories, 1,5 g lipides, 232 mg sodium, 2,7 g hydrates de carbone, 1 g fibres, 0,5 g sucres, 17 g protéines

Mélangez 75 g de thon en boîte au naturel avec 2 cuillerées à café de moutarde. Déposez le mélange sur 2 grandes feuilles de laitue.

Œufs fourrés au thon PLEINS DE PROTÉINES

82 calories, 1,5 g lipides, 175 mg sodium, 1 g hydrates de carbone, < 0,5 g fibres, 0,5 g sucres, 14,5 g protéines

Mélangez 30 g de thon en boîte au naturel avec 1 cuillerée à café de mayonnaise allégée et quelques pincées d'ail et d'oignon en poudre, ainsi que du poivre noir. Coupez en deux 2 gros œufs durs et jetez les jaunes. Déposez le thon sur les blancs et dégustez.

CASSE-CROÛTE MAISON

Soupe super généreuse PORTIONS MAOUSSES

¼ de la recette (environ 2 tasses) : 93 calories, 0,5 g lipides, 205 mg sodium, 18 g hydrates de carbone, 4,5 g fibres, 8 g sucres, 5 g protéines

1 tasse de carottes finement coupées
1 tasse d'oignons hachés
1 cuillerée à soupe d'ail haché
6 tasses de bouillon de poulet peu salé, de légumes ou de bœuf
3 tasses de chou vert finement coupé
1 tasse de haricots verts coupés
1 tasse de courgettes hachées
2 cuillerées à soupe de concentré de tomates
1 cuillerée à café de basilic séché
½ cuillerée à café d'origan séché
½ cuillerée à café ou plus de poivre noir

Chauffez une grande casserole antiadhésive à feu moyen. Ajoutez les carottes, l'oignon et l'ail, et laissez cuire environ 5 min, jusqu'à ce que l'oignon soit tendre.
Ajoutez soigneusement tous les ingrédients restants. Portez à ébullition puis laissez mijoter.
Couvrez et laissez cuire 15 min, ou jusqu'à ce que les haricots verts soient bien tendres.

POUR 4 PORTIONS

Smoothie double fraise SHOOT DE DESSERTS

97 calories, 0 g lipides, 55 mg sodium, 21,5 g hydrates de carbone, 2,5 g fibres, 14 g sucres, 4 g protéines

⅓ tasse (85 g) de yaourt maigre à la fraise
¾ tasse de fraises congelées non sucrées en partie décongelées
1 sachet d'édulcorant en poudre
1 tasse de glace pilée ou 5 à 8 glaçons

Placez tous les ingrédients dans un mixer. Ajoutez 2 cuillerées à soupe d'eau froide et mixez à grande vitesse jusqu'à ce que le mélange devienne crémeux.

CASSE-CROÛTE MAISON

Gorgées vertes PORTIONS MAOUSSES

100 calories, 0,5 g lipides, 25 mg sodium, 24,5 g hydrates de carbone, 3,5 g fibres, 14 g sucres, 3 g protéines

¾ tasse de concombre finement coupé et épépiné
¾ tasse de chou frisé finement coupé
½ tasse de pomme Granny Smith hachée
¼ tasse de grains de raisin vert congelés et épépinés
1 sachet d'édulcorant en poudre
½ cuillerée à café de jus de citron
1 tasse de glace pilée ou 5 à 8 glaçons

Mixez tous les ingrédients avec ⅓ tasse d'eau froide.

CASSE-CROÛTE MAISON

Seigneur des oignons TROMPE-FRINGALE

100 calories, 0,5 g lipides, 278 mg sodium, 27 g hydrates de carbone, 9 g fibres, 8 g sucres, 5 g protéines

¼ tasse d'All Bran finement haché
¼ cuillerée à café d'ail en poudre
⅛ cuillerée à café d'oignon en poudre
1 pincée de poivre noir
¾ tasse d'oignon finement coupé en rondelles
2 cuillerées de blanc d'œuf cru
1 cuillerée à soupe de ketchup

Préchauffez le four à 190 °C. Disposez une feuille de papier sulfurisé sur une grille.
Dans un grand bol, mélangez les céréales pilées avec l'assaisonnement.
Déposez les rondelles d'oignon dans un bol, ajoutez le blanc d'œuf et retournez les oignons pour bien les enrober de blanc.
Secouez-les pour ôter le blanc en excès et passez la moitié des rondelles dans les céréales. Retournez-les doucement pour bien les en couvrir. Déposez-les sur le papier sulfurisé en les écartant un peu les unes des autres. Répétez l'opération avec le reste des rondelles.
Laissez cuire 10 à 15 min, jusqu'à ce qu'elles soient tendres à l'intérieur.
Servez avec le ketchup pour y tremper les oignons.

Astuce de la Grande gourmande :
Écrasez vos céréales dans un sac fermé hermétiquement. Placez-les dans le sac, chassez l'air et fermez. À l'aide d'un petit maillet, écrasez-les sur une surface plate. Pas de maillet ? Un rouleau à pâtisserie ou n'importe quel ustensile de cuisine un peu lourd fera l'affaire.

CASSE-CROÛTE MAISON

Tartine de courgette au fromage TROMPE-FRINGALE

96 calories, 5 g lipides, 184 mg sodium, 8 g hydrates de carbone, 2 g fibres, 5 g sucres, 8 g protéines

1 courgette moyenne
3 cuillerées à soupe de gruyère allégé émietté
1 cuillerée à soupe de tomate coupée en dés
1 cuillerée à café d'échalote hachée

Piquez la courgette à plusieurs reprises avec une fourchette. Placez-la sur une assiette allant au micro-ondes et chauffez 2 min.
Retournez-la et chauffez 2 min supplémentaires (ou plus, jusqu'à ce qu'elle soit tendre).
Laissez refroidir environ 5 min, puis coupez-la en 2 dans le sens de la longueur.
Creusez doucement l'intérieur en ne laissant environ que ½ cm de chair.
Séchez-la soigneusement.
Répartissez le fromage au centre des deux portions de courgette.
Chauffez 30 s au micro-ondes, ou jusqu'à ce que le fromage soit fondu.
Coupez chaque morceau en deux dans le sens de la largeur et répartissez dessus les tomates et l'échalote.

CASSE-CROÛTE MAISON

Fabuleuses frites de courge TROMPE-FRINGALE

96 calories, < 0,5 g lipides, 294 mg sodium, 24,5 g hydrates de carbone, 3,5 g fibres, 7,5 g sucres, 1,5 g protéines

170 g de courge musquée pelée, coupée en forme de frites
1 pincée de gros sel
1 cuillerée à soupe de ketchup

Préchauffez le four à 220 °C. Disposez une feuille de papier sulfurisé sur une grille.
Séchez bien les morceaux de courge. Déposez-les sur le papier sulfurisé et salez-les. Cuisez 10 min.
Retournez les frites et laissez-les cuire encore 6 min, jusqu'à ce qu'elles soient tendres à l'intérieur et croustillantes à l'extérieur.
Servez-les accompagnées du ketchup.

Astuce de la Grande gourmande à propos de la courge !

* Choisissez une courge plutôt étroite et longue. Le centre est creux et plein de pépins ; autour, la chair est solide, parfaite pour être coupée en frites.
* Si la courge est trop ferme, chauffez-la au micro-ondes pour l'attendrir.
* Découpez toute la courge d'un seul coup. Vous conserverez les frites restantes au frais, dans un récipient hermétique.

Frites de carotte vite faites TROMPE-FRINGALE

100 calories, 0,5 g lipides, 298 mg sodium, 23,5 g hydrates de carbone, 5,5 g fibres, 13 g sucres, 1,5 g protéines

200 g de carottes épluchées (à peu près 1 ½ grosse carotte) coupées en forme de frites
1 cuillerée à soupe de ketchup

Préchauffez le four à 205 °C. Disposez une feuille de papier sulfurisé sur une grille.
Déposez les frites sur le papier sulfurisé. Cuisez 15 min.
Retournez les frites et laissez-les cuire encore 10 min, jusqu'à ce qu'elles soient tendres à l'intérieur et légèrement croustillantes à l'extérieur.
Servez-les accompagnées du ketchup.

Parfaite pizza-bella TROMPE-FRINGALE

100 calories, 3 g lipides, 263 mg sodium, 8,5 g hydrates de carbone, 2,5 g fibres, 4,5 g sucres, 10,5 g protéines

½ portion de fromage allégé
1 champignon portobello, chapeau et queue séparés
2 cuillerées à soupe de purée de tomates en boîte
Ail en poudre, oignon en poudre, sauce italienne, flocons de piment rouge

Préchauffez le four à 205 °C. Disposez une feuille de papier sulfurisé sur une grille.
Émiettez le fromage.
Placez la tête du champignon sur le papier, côté arrondi dessous. Laissez cuire environ 8 min, jusqu'à ce qu'il soit tendre.
Entretemps, coupez finement la queue du champignon. Dans un petit bol, mélangez-la avec la tomate.
Retirez la feuille de papier et la tête du champignon mais laissez le four allumé. Éliminez toute l'humidité de la tête de champignon.
Tartinez soigneusement la tête avec la mixture à la tomate, ajoutez l'assaisonnement et les épices. Répandez dessus le fromage et, si vous le désirez, ajoutez quelques épices supplémentaires.
Laissez cuire 8 à 10 min, jusqu'à ce que le champignon soit tendre, les tomates chaudes et le fromage fondu.

CASSE-CROÛTE MAISON

Croustilles de tortilla faites maison

TROMPE-FRINGALE

100 calories, 1,5 g lipides, 168 mg sodium, 20,5 g hydrates de carbone, 2 g fibres, 1 g sucres, 2 g protéines

2 tortillas de maïs de 15 cm
Pincée de sel

Préchauffez le four à 205 °C. Disposez une feuille de papier sulfurisé sur une grille.
Coupez la tortilla en deux. Coupez chaque moitié en 3 triangles, soit un total de 12 triangles.
Placez les triangles l'un à côté de l'autre sur le papier sulfurisé. Salez.
Laissez cuire 5 min. Retournez-les à mi-cuisson et cuisez encore entre 3 et 5 min.

CASSE-CROÛTE MAISON

Tarte tatin aux fraises SHOOT DE DESSERTS

100 calories, 1 g lipides, 41 mg sodium, 28,5 g hydrates de carbone, 8,5 g fibres, 12,5 g sucres, 2 g protéines

1 tasse de fraises coupées
1 cuillerée à soupe de confiture de fraises allégée
3 cuillerées à soupe de d'All Bran finement haché
2 pincées de cannelle

Dans un bol, mélangez les fraises et la confiture.
Dans un autre bol, mélangez les céréales écrasées avec la cannelle.
Répandez ce mélange sur les fraises.

CASSE-CROÛTE MAISON

Rolls dinde et fromage PLEIN DE PROTÉINES

94 calories, 2 g lipides, 219 mg sodium, 3,5 g hydrates de carbone, 0,5 g fibres, 2,5 g sucres, 13,5 g protéines

42 g (environ 3 tranches) d'escalope de dinde sans sel
1 portion de crème de gruyère (type Vache qui rit) allégée
6 lanières de poivron rouge

Étalez le fromage sur la dinde et ajoutez le poivron. Roulez chaque escalope.

Conseil de la Grande gourmande : Si vous ne trouvez pas d'escalopes de dinde sans sel, prenez les escalopes les moins salées que vous trouverez.

Coleslaw chinois croquant

¼ de la recette (1 grosse tasse) : 75 calories, 1 g lipides, 252 mg sodium, 14,5 g hydrates de carbone, 3,5 g fibres, 9 g sucres, 2,5 g protéines

Un paquet de 350 g (environ 4 tasses) de coleslaw de brocoli
⅓ tasse de sauce sésame et gingembre allégée
⅔ tasse de quartiers de mandarine coupés en morceaux
½ tasse de marrons en boîte égouttés et hachés
¼ tasse d'échalote hachée

Mélangez le coleslaw avec la sauce et ajoutez les autres ingrédients. Réfrigérez au moins 1 heure.

POUR 4 PORTIONS

CASSE-CROÛTE MAISON

Margarita magique TROMPE-FRINGALE

99 calories, 0 g lipides, 89 mg sodium, 2,5 g hydrates de carbone, 0 g fibres, 0,5 g sucres, 0,5 g protéines

Cette recette est plutôt réservée aux occasions spéciales, et seulement aux adultes. Ce n'est pas vraiment un casse-croûte…

¾ tasse (170 g) de soda au citron vert light
2 ½ cuillerées à soupe (35 g) de tequila
2 cuillerées à soupe (28 g) de jus de citron vert
1 portion de concentré de limonade sans sucre
1 tasse de glace pilée ou 5 à 8 glaçons
1 rondelle de citron vert (facultatif)

Dans un verre ou un shaker, versez tous les ingrédients à part la glace. Mélangez soigneusement.
Remplissez de glace un verre à margarita, versez le mélange et régalez-vous !
Ce cocktail peut être préparé avec des ingrédients naturels. Cherchez un soda édulcoré à la stévia et un concentré de limonade.

Ne manquez pas la partie L'apéro page 86, pour d'autres recettes de cocktails qui correspondent au programme.

Fraises aux pépites de chocolat

SHOOT DE DESSERTS

96 calories, 3,5 g lipides, 42 mg sodium, 14 g hydrates de carbone, 2 g fibres, 9,5 g sucres, 3,5 g protéines

5 grosses fraises
2 cuillerées à soupe de ricotta allégée
1 sachet d'édulcorant en poudre
1 pincée d'extrait de vanille
1 ½ cuillerée à café de mini-pépites de chocolat mi-sucré

Coupez les extrémités des fraises, côté pédoncule, sur à peu près 1,5 cm. À l'aide d'une petite cuillère, retirez la moitié de la pulpe des fruits afin de faire de la place pour la farce.
Dans un petit bol, mélangez uniformément la ricotta, l'édulcorant et l'extrait de vanille.
Introduisez le mélange dans le coin inférieur d'un sac de congélation en plastique ; coupez le bout et utilisez cette poche à douille improvisée pour fourrer les fraises du mélange.
Recouvrez avec les pépites de chocolat.

CASSE-CROÛTE MAISON

Croquant de pomme au caramel

SHOOT DE DESSERTS

97 calories, 1,5 g lipides, 75 mg sodium, 17,5 g hydrates de carbone, 1 g fibres, 7,5 g sucres, 3,5 g protéines

2 cuillerées à soupe de ricotta allégée
1 sachet d'édulcorant en poudre
1 pincée d'extrait de vanille
1 grand gâteau de riz au caramel
¼ tasse de pomme finement coupée
Pincée de cannelle

Dans un petit bol, mélangez la ricotta, l'édulcorant et l'extrait de vanille. Répartissez le mélange sur le gâteau de riz. Couvrez avec la pomme et la cannelle. Miam !

CASSE-CROÛTE MAISON

Bouchées de Cannoli SHOOT DE DESSERTS

97 calories, 3 g lipides, 147 mg sodium, 14 g hydrates de carbone, 0,5 g fibres, 7 g sucres, 4,5 g protéines

2 ½ cuillerées à soupe de ricotta allégée
1 sachet d'édulcorant en poudre
1 pincée d'extrait de vanille
1 cuillerée à café de mini-pépites de chocolat mi-sucré
4 mini-gâteaux de riz au caramel

Dans un grand bol, mélangez la ricotta, l'édulcorant et l'extrait de vanille.
Ajoutez les pépites de chocolat.
Répartissez le mélange sur les gâteaux de riz.

Snacks supplémentaires

Si vous avez plus de 35 kilos à perdre, que vous faites beaucoup d'exercice ou que vous trouvez simplement ce nombre de calories insuffisant pour vous, ajoutez l'un de ces encas supplémentaires par jour (outre vos trois casse-croûte quotidiens)…

* 100 calories de fruits (voir la charte des fruits page 192) avec 170 g de yaourt à la grecque maigre

* 100 calories de fruits (voir la charte des fruits page 192) avec 15 g d'amandes ou de pistaches (environ 12 amandes ou 24 pistaches)

* 90 g d'escalope de dinde sans sel ajouté avec 100 calories de légumes (voir la charte des légumes page 193)

LA VIE APRÈS LES QUATRE SEMAINES

(PERTE DE POIDS CONTINUE, STABILISATION ET STRATÉGIES DE SURVIE)

Guide de survie en cas de sortie

FÉLICITATIONS !

Vous avez achevé votre programme de quatre semaines.

Vous vous demandez ce qui va se passer maintenant ? C'est par ici...

Encore du poids à perdre ?

Vous pouvez continuer à suivre ce programme aussi longtemps que vous le voudrez jusqu'à atteindre le poids visé. Vous pouvez recommencer à la semaine 1 (pour revigorer votre perte de poids), ou reprendre indéfiniment la semaine 4 (la plus flexible), ou encore repartir de n'importe quel point au milieu du chemin.

Vous pouvez également suivre une version adaptée du programme en mettant en œuvre ce que vous avez appris, et en préparant les repas que vous avez le plus aimés. Continuez tout simplement à compter les calories, en visant un total de 1 300 par jour. (Ou 1 500 si vous prenez les encas supplémentaires.) Vous pouvez aussi utiliser les recettes et suggestions de casse-croûte des filles qui ont toujours faim pour rendre ces 1 300 calories aussi nourrissantes que délicieuses !

La troisième possibilité est d'utiliser les recettes, les idées de casse-croûte, les techniques de repas, etc., en conjonction avec toute autre forme de régime qui vous permette une certaine flexibilité dans le choix de vos aliments. Ce programme déborde d'options susceptibles de vous permettre de suivre vos objectifs quotidiens.

Si vous lisez l'anglais, inscrivez-vous pour recevoir les emails quotidiens sur hungry-girl.com. Les bulletins d'information regorgent de découvertes alimentaires, de nouvelles recettes et de mille autres choses… Que d'excellents outils pour suivre une version modifiée du programme.

Entretenez votre perte de poids

Pour stabiliser votre poids, nous vous conseillons de continuer à compter les calories. Utilisez les recettes et les trouvailles alimentaires pour que cette période de stabilisation reste amusante et facile ! En fait, toute cette partie du livre regorge de conseils, de trucs et de stratégies pour vous aider à conserver la ligne d'une façon réaliste et agréable.

Gardez en tête qu'il n'est pas bon de descendre en dessous de 1 200 calories par jour. Et souvenez-vous que votre métabolisme et votre degré d'activité peuvent affecter le nombre de calories dont vous avez besoin pour stabiliser votre poids.

Pour connaître vos besoins journaliers en phase de stabilisation, essayez une semaine à 1 300 calories journalières. Si vous continuez à perdre du poids, augmentez de 100 calories et restez à ce niveau une semaine durant. Continuez d'augmenter ou de diminuer selon vos besoins, jusqu'à ce que vous trouviez la ration idéale pour vous maintenir au poids désiré.

Vous ne tenez pas à passer votre vie à calculer les calories ?
Utilisez la règle du 80/20 : faire des choix avisés la majorité du temps et relâcher parfois les rênes. Ainsi, vous pourrez toujours vous offrir un peu de liberté sans pour autant renoncer à vos objectifs. Si vous commencez à vous sentir un peu serré dans vos vêtements, ou si les chiffres sur la balance augmentent un peu trop, baissez un peu votre consommation journalière de calories.

COMPTAGE DES CALORIES

Si vous avez décidé de vous mettre au comptage des calories, bonne nouvelle ! Il existe de nombreuses possibilités pour vous aider ! Voici un cours intensif pour bien démarrer…

Bases de données en ligne sur la nutrition

Internet regorge de compteurs de calories (les-calories.com ; aujourdhui.com ; doctissimo.fr, etc.) Tous ces sites fourmillent d'informations nutritionnelles traitant des fruits, des légumes et de tous les aliments en vente dans les supermarchés. Ils proposent également des applications à utiliser lors de vos déplacements.

Étiquettes alimentaires (comment les déchiffrer)

Cela paraît simple, pourtant, il est courant de se tromper en lisant les informations affichées sur les produits qu'on achète dans les magasins. Pour commencer, ne vous laissez pas influencer par les annonces trompeuses qui sautent aux yeux sur les étiquettes. Ce n'est pas parce qu'un aliment est « biologique », fabriqué avec des « céréales complètes », ou « pauvre en matière grasse » qu'il contient peu de calories ou qu'il convient à un régime. Retournez le produit pour lire les petits caractères. L'erreur la plus commune consiste à s'imaginer que les statistiques « par portion » concernent tout le paquet. En regardant de plus près, on constate parfois qu'il contient par exemple 2,5 portions… Ce qui implique que les nombres sont à multiplier en conséquence, et qu'il faut donc mesurer l'équivalent d'une seule portion pour s'en tenir aux bons chiffres.

L'ADAPTATION À UNE STABILISATION DU POIDS

Relâchez un peu les rênes mais gardez votre rythme.
Nombreux sont ceux qui se contentent de compter les calories uniquement lorsqu'ils sont au régime. C'est pourtant un objectif à conserver pour toute la vie, alors *tenez bon !* Une fois votre programme terminé, vous pourrez vous offrir quelques plaisirs sans culpabiliser, aussi bien chez vous qu'au restaurant. Mais les solutions proposées dans ce régime peuvent très bien s'intégrer dans vos habitudes quotidiennes.

Vérifiez auprès de… vous-même. Montrez-vous responsable et honnête envers vous-même. Peut-être n'avez-vous pas besoin de vous peser toutes les semaines, mais si vous remarquez que vos jeans commencent à vous serrer un peu, c'est qu'il est probablement temps de remonter sur la balance et de revenir à vos efforts. Vous pourriez aussi vous fixer un jour mensuel de pesée, par exemple le premier de chaque mois, ainsi vous risquez moins de laisser les choses vous échapper.

Donnez toujours la priorité à la santé. Il peut s'avérer plus difficile de conserver son poids que de le perdre, car la motivation n'est pas la même. Mais l'objectif essentiel reste la santé. Même si vous ne réduisez pas le nombre de calories et ne pratiquez pas de séances assidues d'entraînement cardio, vous pouvez tout de même faire les bons choix nutritionnels et conserver une petite activité physique quotidienne.

LA RÈGLE DU 80/20

Une vision réaliste dans l'approche d'une alimentation intelligente. Si vous faites des choix sages la plupart du temps, vous pourrez vous montrer un peu plus flexible à d'autres moments. Ainsi, vous ne vous sentirez pas limité mais vous ne dépasserez pas non plus les limites. Si vous vous imposez des règles trop strictes, vous risquez surtout de vous décourager et d'abandonner après un « mauvais » repas ou moment.

En fait, le 80/20 est davantage un concept qu'une règle pure et dure. Si vous l'adoptez, il fonctionnera de lui-même. Je m'efforce de faire attention mais il y a toujours des imprévus. Je ne vais pas refuser un cocktail avec des amis accompagné de quelques amuse-gueule. Si je commande au restaurant, le repas sera forcément préparé avec plus d'huile que je ne voudrais, ou bien je risque de manger un peu trop de dessert… Mais comme je suis sérieuse la plupart du temps, je peux m'offrir de temps en temps un petit écart sans trop m'inquiéter. Et si je vais trop loin, je mange un peu plus léger le lendemain et insiste davantage sur les exercices. À vous de décider ce qui convient le mieux à votre style de vie, tout en restant réaliste, attentif et honnête sur votre alimentation.

LES INCONTRÔLABLES

Qu'est-ce au juste qu'un incontrôlable ? D'une personne à l'autre, ce ne sera pas forcément la même définition. Il n'en demeure pas moins que lorsqu'on commence à en manger on a un mal fou à s'arrêter. Ces incontrôlables peuvent vous mener à une boulimie tout aussi incontrôlable, au point d'avoir envie de manger toute la journée ! À chacun ses incontrôlables. Pour certaines personnes (comme moi), ce sont les encas salés tels que les biscuits apéritifs ou les chips – je peux craquer pour un paquet de chips que j'engloutis d'une seule traite. (Oui, ça m'arrive à moi aussi !) Pour d'autre, c'est le chocolat ou toutes sortes de friandises. (Tout le monde a un ami capable d'avaler un paquet entier de M&Ms ou un pot de glace… voire les DEUX !) Bien sûr, j'essaie d'éviter mes incontrôlables, mais quand je me laisse aller, je fais appel à quelques trucs…

Optez pour des portions plus petites. Comme j'adore les fruits secs au point de dévorer tout le paquet, je fais des provisions de petits paquets à 100 calories. Il y a aussi les sachets de 100 calories de popcorn micro-ondes, très appréciés des amateurs. Si votre encas préféré n'existe pas en petites portions, essayez le truc suivant.

Divisez les grands paquets en petites barquettes ou en sachets à portion unique. C'est TRÈS efficace. Je vous conseille de le faire dès votre retour des courses – virez ces gros paquets de chez vous aussi vite que possible.

Sucez une pastille ou un chewing-gum mentholé sans sucre dès que vous avez fini d'avaler vos incontrôlables. La menthe peut vous aider à surmonter le désir impérieux de continuer à vous gaver de certains aliments. (En outre, elle vous donnera l'haleine fraîche !) Ça fonctionne très bien.

ASTUCES POUR CONTRÔLER SES PORTIONS

Achetez des produits répartis en portions.
Ça parait en effet évident. Les paquets à dose unique constituent l'un des meilleurs moyens d'éviter de trop manger. Pour les encas comme les gâteaux, sucrés ou salés, choisissez des paquets de 100 calories. Pour les desserts, rabattez-vous sur les encas sans sucre (à 60 calories ou moins) et sur les pots individuels ou sur les esquimaux allégés. Ça aide BEAUCOUP.

Achetez en grandes quantités mais divisez immédiatement en portions.
Les encas présentés en petites portions peuvent être beaucoup plus chers, alors achetez en gros vos produits de longue conservation et répartissez-les par petits sachets à fermeture hermétique. Faites ce partage dès que vous rentrez du supermarché. Cela vaut vraiment la peine d'y consacrer un peu de temps.

Utilisez des bols et des assiettes plus petits.
Certains plats sont ÉNORMES et peuvent faire apparaître les portions individuelles minuscules et tristes. (Qui a envie d'un bol de céréales rempli seulement au tiers ?) Il existe même de la vaisselle qui peut servir aussi bien à mesurer qu'à présenter un plat. Très pratique.

Familiarisez-vous avec l'aspect des portions des aliments que vous consommez régulièrement.
Ainsi, quand vous sortez et n'avez pas accès aux bols de mesure et autres balances, vous pourrez vous rendre compte de l'apparence d'une portion.

PRINCIPAUX ÉCHANGES D'INGRÉDIENTS

À la place des patates douces…

La courge musquée

Le goût et la texture de la courge musquée sont très similaires à ceux de la patate douce, mais la courge est nettement moins riche en calories et en hydrates de carbone. Elle est parfaite pour les frites (comme dans la recette page 209), les accompagnements, les soupes et les ragoûts ! Et hachée avec un de beurre, de sel et de poivre, elle offre d'excellentes purées !

À la place du bœuf haché…

Bœuf haché extra-maigre, dinde maigre ou protéines de soja.

Le bœuf haché extra-maigre (4 % de matière grasse ou moins) vous permettra d'économiser d'importantes quantités de calories tout en gardant un bon goût de viande. La dinde maigre (7 % de matières grasses ou moins) constitue également une excellente alternative et elle a bien meilleur goût que la dinde extra-maigre. Car la dinde peut contenir autant de calories que le bœuf, alors ne commettez pas l'erreur ! Mais ce sont les protéines de soja qui réduiront le plus la quantité de lipides de vos plats. Elles ont par ailleurs un bon goût de bœuf. Alors assaisonnez-les et utilisez-les comme du bœuf haché !

PRINCIPAUX ÉCHANGES D'INGRÉDIENTS

À la place des pâtes…

Les vermicelles de konjac

Servez-vous en pour le lo mein le plus léger de l'univers (page 168). Rincez et égouttez-les bien pour un résultat optimal. Vous cherchez d'autres alternatives aux pâtes ? Les spaghetti de courge (INCROYABLE), de courgette (coupée en lanières), et le coleslaw de brocoli (un must des filles qui ont toujours faim). Utilisez-les seuls ou mélangez-les avec de vraies nouilles.

À la place de la crème fraîche…

Yaourt à la grecque allégé

Franchement, c'est bien plus qu'une simple alternative. Le yaourt à la grecque allégé est parfait pour les salades crémeuses, les petits-déjeuners ou les casse-croûte vite faits. Il offre le même côté crémeux et le zinc de la crème fraîche, mais y ajoute de nombreuses protéines, et il contient beaucoup moins de calories et pas de lipides. C'est une vraie star !

APPOINTS MAGIQUES DES REPAS

Les portobellos et autres champignons

Un gros champignon portobello ou 2 tasses de champignons coupés contiennent à peu près 35 calories, 2 g de fibres et 3 g de protéines. Les champignons sont particulièrement recommandés pour relever les plats de viande comme les fajitas, les pains de viande et les tacos de la page 170. Leur texture et leur goût se marient parfaitement avec le bœuf.

Les courgettes

Une courgette moyenne contient environ 30 calories, 2 g de fibres et 2,5 g de protéines. Alors que peut-elle relever ? Les pâtes ! Qu'elle soit finement découpée comme les fettucine ou plus épaisse comme les lasagne, la courgette remplace merveilleusement les pâtes avec pour ainsi dire zéro calorie. Brillant !

Le chou-fleur

Une tasse de chou-fleur contient environ 30 calories, 2 g de fibres et 2 g de protéines. Et ses capacités d'appoint sont légendaires. Le chou-fleur peut augmenter le volume des plats de féculents – tout ce qui contient des pommes de terre, des pâtes ou du riz. Il se marie parfaitement avec eux.

APPOINTS MAGIQUES DES REPAS

Le coleslaw de brocoli

Les mélanges de tiges de brocoli avec d'autres légumes apportent 25 calories, 3 g de fibres et 2 g de protéines par tasse. En outre ils sont extrêmement pratiques à utiliser. Prédécoupés, prélavés… Certains peuvent même se cuire à la vapeur dans leur sac. Utilisez-les pour relever les plats de spaghetti, les sautés et même les pains de viande !

Le popcorn micro-ondes

Vous pouvez manger presque 5 tasses de ce popcorn pour 100 calories, 1,5 g de matière grasse et 4 g de fibres. Pour un gros casse-croûte raisonnable, ajoutez le popcorn à des quantités mesurées de quelques plaisirs (quoique assez concentrés en calories) comme les fruits secs, les pépites de chocolat et les céréales.

LES MEILLEURS TROMPE-FRINGALE

Pizza

J'aime garder sous la main, dans mon congélateur, des parts de pizza prêtes à réchauffer. Il en existe d'innombrables versions. Cherchez celles qui n'ont pas plus de 300 calories et de 10 g de matière grasse – et tant mieux s'il y a en plus quelques grammes de fibres !

Poulet façon pizza et spaghetti en sauce (page 173)
Parfaite pizza-bella (page 211)

Glace

La glace allégée est une délicieuse option. Mais je préfère me méfier avant de me servir, car rien n'est plus facile que de dépasser les rations raisonnables devant un pot à glace. (Prenez une seconde pour visualiser le contenu d'une demi-tasse… Ce sera probablement beaucoup plus petit que la quantité de glace que vous mettez dans votre assiette à dessert !) Préférez donc les esquimaux allégés ou les coupes individuelles. Prévoyez 150 calories maximum par portion.

Frites

Ici, vos meilleures armes sont : un grand couteau, un four et les légumes appropriés. La courge musquée et les carottes font des frites beaucoup plus légères que celles aux patates. Vous n'avez plus qu'à couper, cuire et manger. Vous pouvez les déguster seules en guise d'alternative aux frites, ou les cuire et les mêler à de vraies frites de pommes de terre. Très bon !

Fabuleuses frites de courge (page 209)
Frites de carotte vite faites (page 210)

LES MEILLEURS TROMPE-FRINGALE

Desserts chocolatés

Quand on est en manque de gâteau au chocolat, il faut trouver des options à moins de 100 calories mais offrant plein de fibres. Et si vous avez envie de quelque chose de chaud, prenez une boisson à base de cacao à moins de 30 calories.

Fraises aux pépites de chocolat (page 217)
Bouchées de Cannoli (page 219)

Chips

J'aime les chips mais aussi les tortillas. Procurez-vous des sachets à 100 calories pour respecter les portions raisonnables.

Chips de chou frisé (page 200)
Croustilles de tortilla faites maison (page 212)

Tartes et pâtisseries

J'aime fabriquer des gourmandises inoffensives à partir de pâtes à tarte légères. Vous n'avez pas l'intention de cuisiner ? Essayez les yaourts light aromatisés à toutes sortes de parfums de plus en plus extravagants.

Mug de tarte aux pommes (page 202)
Tarte tatin aux fraises (page 213)

LES IMPOSTEURS

Voici des aliments qui ressemblent à des valeurs sûres mais ne le sont pas du tout. Ne vous laissez pas avoir…

Salades au restaurant

Malgré ce que vous pourriez croire depuis des années, les salades ne sont pas toujours un refuge très sûr quand vous dînez dehors. Sauce bien grasse, fromage, éléments frits, entre autres, font grimper chacun de ces plats à des sommets en termes de calories. Même celles qui paraissent les plus innocentes peuvent tourner au cauchemar nutritionnel. Lisez attentivement les menus et méfiez-vous de ce qui compose les salades. N'hésitez pas à demander de supprimer certains ingrédients et, pour l'assaisonnement, trouvez une option allégée et faites-la servie à part.

Eau aromatisée

Bien des produits sont présentés comme de l'« eau », même quand ils sont largement parfumés et pleins de sucre. Bien des « eaux » renferment ainsi 50 calories par verre… et la bouteille en contient 125, sans parler des 30 g de sucres et plus ! Lisez bien les étiquettes…

Burgers à la dinde, au poisson et aux légumes

En général, la dinde, le poisson et les légumes sont plus légers que le bœuf bien gras servi dans les restaurants. Mais ils ne sont pas toujours aussi anodins qu'ils veulent bien le paraître. Demandez qu'on remplace le pain par de la laitue, qu'on supprime le fromage et qu'on ajoute des tomates et des oignons.

LES IMPOSTEURS

Chips de légumes

Ce n'est pas parce que le nom d'un casse-croûte croustillant contient le mot « légumes » qu'il en devient meilleur pour votre ligne. Parfois ce ne sont que des arômes et ces chips ne contiennent qu'une maigre portion de légumes. En outre, ils font systématiquement grossir car ils contiennent l'ennemi numéro 1 : l'HUILE. Les aliments les plus sains du monde deviennent gras et pleins de calories s'ils sont frits dans trop d'huile.

Smoothies

Voici un terme auréolé d'un halo de santé, qui le fait passer pour plus nourrissant qu'il ne l'est. Smoothies ne rime pas forcément avec bon choix. Nombre d'entre eux contiennent dix fois trop de sucre (parfois sous la forme directe de sirop) et d'autres ajouts riches en calories.
Par ailleurs, ils sont souvent trop gros et considérés comme des boissons d'accompagnement, alors que ce sont plutôt des plats complets.
(Page 205, un smoothie à 100 calories vous attend !)

Muesli

Les flocons d'avoine et les céréales sont excellents pour vous… sauf quand ils sont recouverts de kilos de sucre et cuits dans trop d'huile ou de beurre. Les calories s'additionnent VITE. Même le muesli dégraissé contient près de 400 calories par tasse ! Voici donc une autre occasion de lire les étiquettes. Cependant, ne vérifiez pas seulement les calories et les matières grasses. Évaluez aussi les portions, car elles sont notoirement minuscules…

LES IMPOSTEURS

Fruits secs

Si les fruits ne peuvent que vous faire du bien, méfiez-vous de ceux qui contiennent trop de calories pour de toutes petites portions. Un tiers de tasse de raisins secs, ce n'est pas beaucoup, pourtant, cela renferme plus de calories que trois tasses de fraises fraîches. Par ailleurs, les fruits secs contiennent parfois du sucre ajouté. L'un des pires de tous est la banane séchée ; non seulement elle regorge de sucre mais elle a été FRITE. Vous avez envie de fruits déshydratés ? Essayez plutôt les lyophilisés. Vous constaterez que même les grosses portions apportent peu de calories et ne contiennent pas de sucre ajouté. En plus, ils sont plus croustillants.

Portions pas si uniques que ça

Ce n'est pas parce qu'un aliment dans son emballage a l'aspect d'une portion qu'il s'agit de la « portion » définie dans les explications nutritionnelles. Les emballages sont souvent trompeurs, méfiez-vous : vérifiez les portions par contenant sur le tableau d'informations nutritionnelles, et faites un petit calcul si nécessaire. Par exemple, la soupe en brique contient en fait deux portions alors que la plupart des gens consomment toute la brique. Une soupe allégée reste tout de même un bon choix, mais n'oubliez pas de calculer ses vraies propriétés.

ENCAS DE SECOURS

Voici les aliments que vous pouvez conserver dans votre sac, dans votre frigo ou au bureau. Ils constituent votre meilleure défense contre les mauvaises décisions quand la faim vous prend. Voici un récapitulatif des meilleurs encas de secours à garder sous la main.

Barres protéinées nourrissantes et riches en fibres

Elles ne servent pas seulement à satisfaire quelques grignotages, elles doivent annihiler votre faim. Il en existe un grande variété : avec des fruits, au muesli, et bien d'autres. En général, je m'en tiens aux barres de 200 calories ou moins.

Les encas croquants et salés

Bien sûr, on peut croquer les légumes – mais parfois les chips constitutent l'unique réponse. Comme elles représentent une nourriture irrésistible pour moi, quand je m'accorde un casse-croûte croquant et salé, je m'en tiens aux sachets allégés à 100 calories. Mes autres préférences ? Les snacks aux algues. Si vous n'avez pas encore essayé, je vous le conseille. Même si vous n'aimez pas les algues, vous pourriez bien tomber amoureux de ces délicieux petits encas.

Fruits frais

Les pommes Fuji restent mes fruits préférés, avec les bananes et les oranges, qu'on peut avaler sur le pouce (puisqu'elles ont leur propre emballage). Je ne me prive pas non plus d'emporter une grappe de raisin dans un sachet ou une boîte bien fermée. Vous ne me verrez jamais sans une grosse pomme à proximité… j'en mange au moins une par jour.

ENCAS DE SECOURS

Légumes prêts à manger

« Mangez des légumes à toute heure ! », facile à dire ! On peut aisément rétorquer : « J'aime les légumes mais je n'ai pas le temps d'en éplucher tous les matins. » Alors au lieu de ne pas en manger du tout, cherchez ceux qui demandent moins de préparation – tomates cerises, petits pois, mini-carottes, ou même fleurettes de brocoli. Un nouvel encas de secours de base !

Paquets de fruits secs à 100 calories

Un paquet individuel de fruits secs constitue un remarquable casse-croûte – nourrissant, plein de nutriments et facile à emporter. En plus, il est assez difficile de les casser en mille miettes, même dans un sac archi-comble. Si vous voulez faire des économies, achetez-les par grosses quantités que vous diviserez immédiatement en petites portions. Vous pouvez consommer 15 g d'amandes ou de pistaches (environ 12 amandes ou 24 pistaches) pour 100 calories.

Et ce qu'il faut garder au frais…

Les casse-croûte à base de produits laitiers allégés méritent leur place attitrée au réfrigérateur. J'ai un penchant particulier pour le mini-Babybel, ce fromage dans sa coque de cire. Il supportera très bien un passage par votre sac pour de courtes excursions. Sinon, je ne sors jamais sans mon yaourt à la grecque allégé. Ces petits pots constituent un casse-croûte parfait.

GUIDE DE SURVIE EN CAS DE SORTIE

La partie « Dîner dehors sans fausser le programme » (page 104) propose des conseils et des options précises en coordination avec le programme de départ sur quatre semaines. Vous pouvez (et devriez) incorporer ces repas dans votre processus de perte de poids puis de stabilisation. En ce qui concerne les astuces (ou stratégies de survie !), cette partie du livre va répondre à toutes vos questions...

Ce qu'il faut faire ou ne pas faire au restaurant...

Ne vous affamez pas avant de dîner dehors. Cela pourrait pourtant paraître une bonne idée « pour économiser vos calories », mais non. Vous arriveriez affamé et prêt à vous jeter sur l'assiette d'amuse-gueule, et risqueriez de ne pas faire le bon choix pour votre menu. Mangez normalement pendant la journée. Buvez un grand verre d'eau avant de partir pour le restaurant, et un autre en arrivant.

Effectuez des recherches. Google est votre ami. Même sans informations nutritionnelles sur le menu, autant que vous sachiez d'avance ce que vous allez y trouver. Ainsi, vous aurez le temps de tout lire et de décider ce qui vous conviendra le mieux.

N'ayez pas peur de passer une commande spéciale. La plupart des restaurants ne demandent qu'à vous satisfaire, tant que vous vous montrez poli. Si vous désirez savoir comment est préparé tel ou tel plat, demandez-le. Si le poulet au four du menu nage dans un bain de crème, demandez qu'on vous serve la sauce à part. Le pire qui puisse vous arriver est qu'on refuse de répondre à votre demande.

Allez-y doucement avec les cocktails. Non seulement ces calories s'additionnent vite mais une fois qu'on a bu deux verres, il devient difficile de refuser un dessert trop riche. Pour en savoir davantage sur la stratégie de survie dans les bars, allez voir page 260.

CONSEILS VALABLES POUR TOUS LES MENUS DE RESTAURANT

Pain

Évitez de vous laisser tenter par ces féculents déposés gratuitement sur votre table. J'ai lu un jour les statistiques sur les calories que contiennent le pain et le beurre que les gens s'offrent avant le dîner… CINQ CENTS ! Alors, si mes compagnons de table sont d'accord, je demande au serveur de ne pas apporter de pain.

Entrées

Je suis tout à fait pour les entrées. J'aime commencer un repas par une soupe ou un cocktail de crevettes. J'aime surtout les bouillons, car des études ont montré que, pris en début de repas, ils pouvaient vous inciter à avaler environ 20 % de calories en moins.

Salades

Qu'il s'agisse d'une entrée ou de votre plat principal, commandez toujours la sauce à part – et de préférence allégée. Et ne la versez pas sur votre plat, trempez-y simplement quelques éléments. La sauce constitue en effet un des plus gros fournisseurs de calories des dîners dehors, alors tenez-vous en aux aliments maigres et souvenez-vous que le moindre écart peut vous coûter instantanément des centaines de calories.

Si votre salade comporte du fromage et des fruits secs, vous devriez demander qu'on vous les serve à part également. Ils sont généralement très gras et c'est en les voyant ainsi séparés que vous pourrez évaluer au mieux leur valeur nutritionnelle. Ainsi, vous contrôlerez plus facilement la valeur du plat.

CONSEILS VALABLES POUR TOUS LES MENUS DE RESTAURANT

Plat de résistance

Quand on me donne un menu, je cherche immédiatement les meilleures options. Repérez les mots comme « grillé », « vapeur », « bouilli » et « au four ». J'écarte immédiatement les plats frits et me détourne des drapeaux rouges genre « fromage », « crème » et « beurre ». Je conseille de se concentrer sur les plats qui tournent autour de protéines maigres et sont servis avec des légumes. Parmi mes préférés, le poulet grillé, le poisson bouilli et les steaks maigres – un filet reste la coupe la plus fine et vous pouvez commander une petite portion. Je demande qu'on me serve les sauces à part et m'en tiens à celles qui sont à base de tomates. Et puis j'adore les pommes de terre au four. Demandez-en une petite (ou ne consommez que la moitié). Mangez-la nature ou avec un peu de sauce marinara ou de vinaigrette à la place du beurre ou de la crème.

Desserts

Si vous devez commander un dessert, partagez-le ! Les desserts qu'on trouve au restaurant sont souvent équivalents à un repas complet en termes de calories. Au pire, couplez-en quelques bouchées avec votre café. Mieux… commandez un fruit !

Cuisine italienne

Choisissez : Une soupe minestrone, des moules ou clams vapeur et une petite salade (huile et vinaigre ou sauce allégée en accompagnement). Pour le plat principal, du poisson grillé ou du poulet, accompagnés de légumes. Assaisonnez avec du jus de citron ou du vinaigre balsamique, ou arrosez de sauce marinara. Si vous tenez aux pâtes, choisissez-les en garniture et demandez-les complètes si possible (les fibres les rendent plus nourrissantes). Café et biscotti constituent une excellente fin de repas.

Évitez : Les entrées frites (calamars, mozzarella, etc.), le pain à l'ail et les salades de pâtes à l'huile. Partout où apparaît le mot « parmesan ». Et n'oubliez pas : une sauce un peu consistante peut anéantir une salade.

Cuisine latino

Choisissez : Le ceviche constitue une excellente entrée. Voici comment adapter un plat de fajitas : demandez si la viande, le poulet ou les crevettes peuvent être cuits avec aussi peu d'huile que possible. Ne prenez que deux tortillas et garnissez-les à ras bord de légumes et de salsa. Évitez la crème fraîche, le riz et le fromage. Les haricots noirs sont parfaits tant qu'ils ne baignent pas dans le fromage. Moi, quand je mange des plats épicés, je me sens un peu plus vite rassasiée, alors j'adore les piments en supplément.

Évitez : Refusez les chips de tortillas (surtout servies dans des paniers sans fond !) et les énormes margaritas. Quant aux *chimichangas*, *enchiladas*, *empanadas* (et tous les autres -*adas* !)… vous êtes face à des aliments pleins d'huile, de fromage et parfois mêmes FRITS. Quant aux salades dans un bol de tortilla, c'est non, non et non ! Les coques à elles seules comportent beaucoup plus de graisse et de calories que toute la salade elle-même.

Cuisine chinoise

Choisissez : Commencez avec une soupe (chaude et aigre, avec un œuf ou des raviolis), et commandez une protéine vapeur + un plat de légumes avec une sauce en accompagnement. Si vous tenez au riz, prenez-en du brun et en petite proportion (une demi-tasse). Et utilisez vos baguettes ! Vous mangerez beaucoup plus lentement (à moins d'être un professionnel), ce qui vous permettra de ne pas vous gaver avant que votre cerveau n'ait ressenti la sensation de satiété.

Évitez : Tout ce qui est frit (du poulet au riz et à tous ces raviolis croquants), les lourds plats de nouilles et trop de sauce.

Cuisine japonaise/sushi

Choisissez : La soupe miso, l'edamame, la salade sunomono (concombre et vinaigre), la salade aux algues et les sashimi. Demandez s'il est possible de choisir du riz brun – bonus de fibres ! D'accord pour le wasabi et le gingembre, et aussi pour la sauce soja, pauvre en calories. Méfiez-vous en revanche si vous surveillez votre absorption de sel. Si vous n'êtes pas fan de sushi, choisissez plutôt du poulet teriyaki mais assurez-vous qu'il s'agit bien des blancs et non de la chair. Et méfiez-vous de la sauce aigre-douce !

Évitez : Tout ce qui comporte les mots « tenpura » ou « croquant » ! C'est le jargon qui désigne les aliments frits. Évitez tout ce qui est à base de mayonnaise ou de fromage crémeux.

BUFFETS ET BARS À SALADE

Avant d'arriver au buffet avalez un verre d'eau
Cela apaisera votre faim. Après quoi, faites le tour du buffet, regardez TOUT. Prenez de petites quantités des folies que vous tenez à goûter et remplissez votre assiette de tout ce qu'il y a de plus léger. N'y retournez que si vous mourez encore de faim. Commencez par boire un verre d'eau et attendez cinq minutes pour voir comment vous vous sentez.

Choisissez : Les cocktails de crevettes (le gros lot !), un fruit frais, les soupes à base de bouillon, les salades vertes, les viandes maigres, les poulets ou poissons au four, les légumes vapeur ou grillés, les omelettes de blancs d'œufs (s'il s'agit d'un buffet de petit-déjeuner)… Tous d'excellentes options. S'il y a un bar à salades, servez-vous de légumes frais (tomates, champignons, concombre, poivrons, etc.), de salsa, de protéines maigres (thon, dinde, poulet), et de haricots (noirs, pois chiches, etc.).

Évitez : Les plats à base de fromage, le poulet et le poisson frits, les pâtes et les soupes crémeuses, la pizza, les fritures et (si c'est le petit-déjeuner) les hydrates de carbone sucrés comme les gaufres et le pain perdu. Au bar à salade, évitez les croûtons, les nouilles frites, les sauces et les fromages gras, et toutes ces salades visiblement noyées dans l'huile ou nageant dans la mayonnaise.

LES CAFÉS

Laissez tomber le gras. Passez au lait demi-écrémé ou écrémé. Cela vous épargnera des dizaines de calories.

Aussi tentants qu'ils soient, évitez les gâteaux ou autres biscuits. Ils contiennent des centaines de calories et n'en valent pas la peine.

Quand vous commandez des cafés aromatisés. Vérifiez s'ils sont vraiment faits avec du café en grains parfumé (virtuellement sans calories), ou si l'arôme n'a pas été ajouté après avec des sirops ou des poudres archisucrés. Cela fera toute la différence dans votre compte de calories.

Évitez la crème fouettée. Rien de meilleur que la chantilly, mais elle peut facilement ajouter CENT calories bien grasses à votre commande. Demandez à la place un lait écrémé moussant…

FAST-FOOD

Le poulet constitue forcément un meilleur choix qu'un burger – mais assurez-vous que votre commande est grillée, pas frite. On sert en général du poulet grillé avec les salades et les sandwichs.

Au lieu d'une sauce spéciale ou de mayonnaise, tenez-vous-en à la moutarde ou au ketchup. Cela vous épargnera beaucoup de calories et de grammes de matière grasse.

Commandez votre sandwich ou votre burger enveloppé de laitue plutôt que de pain. Bon moyen de sauver 200 calories. Si la personne qui prend votre commande tique, demandez juste un peu de salade en accompagnement.

Ne buvez pas vos calories. Oubliez la limonade sucrée, les sodas, les milk-shakes. Tenez-vous-en à l'eau, au thé glacé non sucré ou aux sodas light.

Petit et simple = options light. Ne vous laissez pas tenter par le méga burger en édition spéciale. « Mais c'est maintenant ou jamais ! » Très bien. Jamais.

FAST-FOOD

Les imposteurs du fast-food

Les salades des fast-foods peuvent s'avérer abominablement grasses. Les coupables sont généralement les poulets frits et les sauces grasses. Donc restez sage dans vos commandes. Choisissez les sauces les plus légères et n'utilisez que la moitié du paquet. Quant aux garnitures croustillantes, elles sont souvent servies à côté. Alors oubliez-les.

Les sandwichs au poisson ne constituent pas toujours la meilleure des options. Ils sont habituellement frits et servis avec une sauce tartare bien crémeuse. Ce qui les rend encore plus riches en calories que les burgers. Évitez-les.

Et ne vous laissez pas berner par des mots comme FRAIS et SUPÉRIEUR. Ils ne correspondent souvent à rien. Regardez les informations nutritionnelles ou considérez attentivement chaque ingrédient. S'il y a de la mayonnaise et du fromage, le nombre de calories va notablement augmenter.

GLACIERS

Cherchez plutôt des options allégées. Tenez-vous-en aux petites portions et oubliez sundaes et milk-shakes. Quant aux garnitures, prenez plutôt des fruits frais, des paillettes de chocolat et quelques céréales sucrées.

Évitez les cônes pour les glaces. À la rigueur prenez-en des petits, qui ne contiennent pas beaucoup et ne comptent guère plus de 20 à 25 calories.

AUTRES ENDROITS POUR PRENDRE UN CASSE-CROÛTE

Cinémas. Les casse-croûte proposées dans les salles sont gigantesques, alors apportez les vôtres ! Les sachets de popcorn allégé sont géniaux… si vous en trouvez ! Et buvez de l'eau ou du soda light. Si vous tenez absolument au popcorn, prenez-en un petit pot.

Aire de restauration des centres commerciaux. Vérifiez toutes vos options avant de passer commande. Commandez une salade agrémentée de protéines et gardez toujours avec vous vos encas d'urgence.

Et n'entrez jamais dans un centre commercial si vous avez faim !

L'HEURE DES SORTIES

Lors d'occasions spéciales, on peut faire la fête, mais il ne faut pas en profiter pour consommer trop de calories pour autant.
Voici comment je fais la fête… le cœur léger.

Les meilleurs astuces en soirée

1. Ne vous rendez pas à une fête l'estomac vide. Mangez un casse-croûte avant de partir. Ainsi vous n'arriverez pas affamé, prêt à ingurgiter la première chose qui vous tombera sous le nez.

2. Préparez un plat léger mais délicieux que vous emporterez avec vous. Vous aurez quelque chose de bon à grignoter et votre hôte vous en sera reconnaissant.

3. Ne vous jetez pas sur la nourriture en arrivant. Commencez par discuter avec les autres invités. Cela vous détournera de la nourriture et vous donnera le temps de déterminer si vous avez vraiment faim.

4. Cherchez les aliments les plus protéinés et qui contiennent le plus de fibres. Vous risquerez moins de vous gaver car ils sont nourrissants et, de toute façon, ils ne vous feront pas de mal. Les cocktails de crevettes, les crudités et les viandes maigres grillées font partie des meilleurs choix que vous puissiez faire.

5. Évitez tout ce qui contient du fromage, de la friture, de l'huile et de la mayonnaise, comme les amuse-gueule bien gras, les sauces sucrées et les fritures sous toutes leurs formes, bourrées de graisses et de calories.

L'HEURE DES SORTIES

Les meilleurs aliments pour les grands repas de fête

Les repas de fêtes peuvent contenir dans les 3 000 calories et plus de 200 g de matière grasse. Ce qui fait évidemment beaucoup trop pour un seul repas. Voici comment vous assurer de ne pas tomber dans ce piège…

1. Prenez un petit-déjeuner et un déjeuner hyper protéinés avant le grand dîner. Si vous vous restreignez dans la journée, vous mangerez beaucoup trop au dîner et risquerez de céder à la tentation.

2. Faites de l'exercice. Plus vous brûlerez de calories, plus vous pourrez vous lâcher au dîner. Si vous ne trouvez pas le temps, faites au moins une longue promenade après le grand dîner.

3. Buvez beaucoup d'eau toute la journée et avant le repas. Cela vous permettra de rester hydraté et de vous sentir rassasié.

4. Commencez par une salade et/ou une soupe. Les salades vertes et les soupes à base de bouillon sont nourrissantes et plutôt pauvres en graisses et en calories. Elles vous aideront à atténuer votre faim, si bien que, le temps d'en arriver aux entrées et au plat principal, vous n'éprouverez plus le besoin de vous jeter sur d'énormes parts. Si vous prenez une salade, n'oubliez pas de choisir un assaisonnement plutôt léger. (Trempez, ne versez pas.)

5. Remplissez plutôt votre assiette de viande maigre et d'accompagnements sains. Ne prenez que de minuscules portions des plats trop riches.

6. Si vous mangez de la dinde, tenez-vous-en au blanc et retirez la peau. Ce serait une catastrophe pour votre réserve de calories. La chair contient quelque chose comme 15 % de plus de calories et de 30 à 40 g de gras en plus que le blanc.

Les meilleurs aliments pour les grands repas de fête (suite)

7. Ne vous privez pas de vos aliments préférés. Faites-vous plaisir ! Soyez juste assez raisonnable pour n'en prendre que de petites portions. Si vous avez rêvé toute l'année de la tarte aux pommes de grand-mère, ne vous en privez pas, au risque d'aller vous servir dans le réfrigérateur quand tout le monde dormira !

8. Résistez à l'envie de porter vos pantalons les plus larges. Je ne dis pas non plus qu'il faut se boudiner, mais si vous portez des vêtements un peu moulants, vous aurez moins envie de vous gaver. Vous pouvez me croire…

D'abord et avant tout, si vous avez fait trop d'excès, reprenez le droit chemin dès le lendemain. Il ne faudrait surtout pas vous rouvrir l'appétit. Et si vous n'êtes pas prudent, rien de plus facile que de laisser se multiplier les soirées de goinfrerie. Alors, disciplinez-vous et reprenez une alimentation saine. Ainsi, vous vous sentirez plus à l'aise la prochaine fois que vous voudrez vous offrir un repas de folie. Et si c'est vous qui recevez, renvoyez vos invités avec tous les restes afin de ne pas être tenté de les consommer les jours suivants.

L'HEURE DES SORTIES

Quel type de fête ?

Très chic !

Choisissez : Les fruits de mer (crevettes, crabe, clams, etc.), le poulet grillé ou les brochettes de bœuf, ainsi que les légumes frais (en laissant tomber les sauces à la crème).

Évitez : Les feuilletés aux saucisses, les mini-quiches, toutes les fritures, les petits pains au fromage, les pizzas, les champignons farcis.

Super truc ! Au lieu de vous servir chaque fois qu'un plat passe à proximité, remplissez une fois pour toutes une petite assiette et utilisez une fourchette. Il sera plus facile de vous contrôler si vous voyez tout ce que vous mangez. Et gardez les mains pleines – tenez un verre, ou votre sac… voire les deux. Vous aurez moins tendance à aller chercher de la nourriture si vous devez choisir entre plusieurs solutions.

Elle est plutôt simple…

Choisissez : Les tranches de dinde, les légumes à la salsa, les chips au four (attention aux portions), les fruits ou la salade de fruits.

Évitez : Les nachos, les sauces, le poulet grillé, les chips grasses, les fritures, les fromages, les bols de fruits secs.

Super truc ! Ne vous asseyez pas ou ne restez pas debout trop près du buffet. S'il se trouve juste en face de vous, vous verrez et sentirez les aliments, et vous en aurez encore plus envie.

LES BARS

Une dose d'alcool fort (vodka, rhum, tequila, etc.) tourne autour de 100 calories. Mon cocktail de prédilection ? Un peu de vodka aromatisée avec un club soda et un filet de jus de fruit – de la vodka myrtille avec de l'eau pétillante et du jus d'ananas, et me voilà servie ! Et, comme vous devez vous en douter, les alcools purs contiennent beaucoup moins de calories que les liqueurs crémeuses. Une gorgée de Baileys apporte dans les 150 calories et 7 g de matière grasse !

Attention aux toniques qui apportent dans les 80 calories, alors que l'eau pétillante n'en contient aucune.

Le vin reste une bonne option. Un verre moyen apporte 120 calories. Et des études ont montré que le vin rouge peut être bon pour le cœur. Si vous mourez d'envie de boire une bière, choisissez-en une légère, de préférence en petite bouteille – ce sera toujours mieux qu'un demi dans un verre.

Trois choses à garder en mémoire...

1. Allez-y doucement. En alternant les boissons alcoolisées avec l'eau (ou toute autre boisson non calorique), vous saurez mieux vous modérer et diminuer votre prise de calories. Essayez de ne pas boire plus d'une boisson alcoolisée par heure.

2. Il n'y a pas que la boisson. Éloignez-vous du bar – parlez avec vos amis, jouez au billard ou sortez prendre un peu l'air.

3. La nourriture des bars n'est pas votre amie. Les biscuits apéritifs, les cacahuètes et autres chips : OUBLIEZ. À la rigueur, si vous trouvez des légumes crus, rabattez-vous dessus, mais pas sur la mayonnaise en accompagnement !

AU BUREAU

Vous passez tellement de temps au travail que vous devez sans doute résister à de multiples tentations. Voici quelques recommandations…

Le matin

Prenez un petit-déjeuner avant d'aller travailler. Une fois arrivé, vous risqueriez de vous jeter sur le pain frais de la boulangerie voisine, et cela passera nettement plus mal qu'un encas pris tranquillement chez vous. Pas faim, le matin ? Prenez un fruit et emportez un repas équilibré. Si vous avez un réfrigérateur au bureau, gardez-y des yaourts à la grecque et, si vous avez en plus un micro-ondes et un batteur à œufs, vous pourrez vous préparer un Méga bol de fruits et yaourt ou un Œuf en tasse.

La pause

Comment résister à la tentation des bonbons et des snacks dans le distributeur ? Si vous arrivez au travail sans encas de secours, vous pourriez vous trouver en difficulté. Alors n'oubliez pas d'en avoir toujours sur vous. Consultez les Encas obligatoires au bureau, page suivante !

La manie des distributeurs automatiques

Je ne crois pas qu'il existe des règles précises en matière de distributeurs automatiques. Mais ils contiennent tous beaucoup d'aliments interdits, pleins de fruits secs et de sucres, bourrés de graisses et de calories. Prenez plutôt les barres protéinées, riches en fibres et raisonnables en calories. Vous pouvez aussi consulter le site Internet de ces snacks.

Leçons de déjeuner

Si vous avez déjeuner pro, tenez-vous en aux viandes maigres, à la laitue et aux tomates – vous pourrez vous fabriquer une petite salade. Si c'est l'équipe qui commande le repas, passez une commande spéciale si nécessaire. Il n'y a pas de mal à ça. En temps normal, apportez votre propre nourriture chaque fois que c'est possible. D'abord, cela devrait vous aider à faire des économies, et puis vous saurez exactement ce que vous mangez.

AU BUREAU

Survivre au gâteau d'anniversaire

Si vous travaillez dans un bureau, il y a des chances pour que vous ayez de temps en temps l'anniversaire d'un collègue à fêter, que vous vous retrouviez devant un gigantesque gâteau plein de crème. Personne ne vous oblige à en manger une part entière – ni même une bouchée. Alors évitez, ou n'en prenez qu'une petite cuillerée. Une autre option ? Filez à votre bureau prendre un encas de secours.

Trucs pour brûler des calories

Si vous restez assis toute la journée, vous n'allez pas brûler beaucoup de calories. Alors prenez l'escalier plutôt que l'ascenseur, rendez visite aux gens dans leurs bureaux plutôt que de les appeler au téléphone, distribuez les documents de la main à la main, utilisez les toilettes d'un autre étage… SOYEZ CRÉATIF ! Certains petits détails peuvent tout changer.

Encas obligatoires au bureau (pas besoin de réfrigérateur)

* Soupe en boîte ou en brique (allégée en sel)
* Barres protéinées riches en fibres
* Boîtes de thon
* Sachets de 100 calories de popcorn micro-ondes
* Pommes, oranges, poires et bananes
* Sachets de 100 calories d'amandes

Si vous avez un réfrigérateur/congélateur…

* Yaourt allégé (à la grecque ou naturel)
* Légumes coupés avec sauces allégées
* Escalopes de dinde maigres (allégées en sel)
* Fromage allégé
* Salade de fruits
* Barres de fruits glacées

GUIDE DE SURVIE EN VOYAGE

Qu'on soit en voyage d'affaires ou en vacances, il n'est pas facile de s'en tenir à son programme minceur. Mais avec une petite liste de trucs en poche, on peut garder de bonnes habitudes.

Avant de vous envoler...

Si vous voyagez en avion, il y a des chances pour que vous ne puissiez contrôler votre alimentation pendant un certain temps. L'important, c'est de rester maître de la situation, et c'est plus facile que vous ne le croyez.

Emportez des encas d'urgence ! Gardez une petite quantité de nourriture riche en protéines et en fibres ; cela ne prendra pas beaucoup de place. Ainsi, vous aurez de quoi tenir entre deux repas et ne risquez pas de vous jeter sur les plateaux repas gargantuesques. Prévoyez des fruits (comme les pommes Fuji), des barres protéinées et des paquets d'amandes à 100 calories. Voilà d'excellents compagnons de voyage.

N'embarquez pas affamé. Les encas sont très utiles mais n'oubliez pas les repas. Or, si certaines compagnies aériennes prennent la peine de présenter des repas à peu près équilibrés, d'autres pas du tout. Prenez le temps d'acheter des salades avant d'embarquer, on trouve tout ce qu'il faut dans la plupart des terminaux aériens.

Restez hydraté. Un voyage aérien peut complètement vous déshydrater et vous donner faim par la même occasion. Et le chariot à boissons ne passe pas très souvent. Alors achetez une grande bouteille d'eau à l'aéroport avant d'embarquer.

GUIDE DE SURVIE EN VOYAGE

Dans les airs…

Il n'y a pas de mal à accepter un de ces petits sachets de cacahuètes ou de bretzels. L'un ou l'autre constituent en fait un excellent encas, car la portion est parfaite. Les cacahuètes sont meilleures, elles contiennent de bonnes graisses et quelques protéines. J'aime aussi boire du jus de tomate dans les avions – et cela m'aide à contrôler mon appétit. C'est par ailleurs très peu calorique.

Dès que vous le pouvez, n'hésitez pas à marcher dans la cabine. Étirez-vous, dérouillez-vous les jambes, faites circuler votre sang. Cela vous gardera en forme !

Une fois arrivé...

Lancez-vous dans vos recherches. Si votre hôtel n'offre pas d'options correctes pour le petit-déjeuner, voyez ce que vous trouverez dans le quartier. Vérifiez s'il y a un mini-réfrigérateur dans votre chambre, ou si vous pouvez entreposer quelque part vos casse-croûte équilibrés : yaourts, légumes coupés et fromage allégé. Si vous êtes en croisière, demandez d'avance si on peut répondre à vos besoins particuliers.

Prévoyez un exercice quotidien durant votre voyage. Un bon moyen de contrer une trop grande consommation de calories ? Faire de l'exercice ! Commencez la journée par une promenade et profitez de toutes les activités proposées, comme la natation, les balades, les visites. Marchez autant que vous le pouvez. Ne lésinez pas, et ne prenez pas le taxi si vous devez parcourir une petite distance. Rien de meilleur que le trekking urbain !

Évitez le minibar de l'hôtel. Il peut être tentant d'avoir ce genre de chose à disposition vingt-quatre heures sur vingt-quatre dans votre chambre. Voici trois bons moyens d'y résister. Un : si on vous donne à votre arrivée une clé pour ouvrir le minibar, dites « Non merci. » Deux : apportez vos propres provisions. Trois : consultez les prix – vous risquez de perdre tout désir d'ouvrir ces sachets d'amuse-gueule quand vous aurez vu qu'il vous en coûtera le double ou le triple du prix normal…

GUIDE DE SURVIE EN VOYAGE

Ne vous cassez pas trop la tête. Rien de plus difficile que de continuer à observer vos comptes de calories en voyage, alors essayez de ne pas trop stresser. Vous êtes en vacances, après tout. Profitez-en ! Si vous voulez partager ce tiramisu avec votre famille au déjeuner ou commencer le dîner par un cocktail tropical, allez-y ! Simplement, montrez-vous raisonnable le reste de la journée. Et si vous faites quelques excès plusieurs jours d'affilée, que cela ne gâche pas vos vacances pour autant. Faites juste un peu d'exercice supplémentaire le lendemain et tâchez aussi de conserver des repas plus équilibrés. À votre retour, vous n'aurez qu'à reprendre votre programme habituel.

CETTE FOIS VOUS AVEZ TOUTES LES CLÉS EN MAIN !

Toute la stratégie des filles qui ont toujours faim pour perdre du poids et vous stabiliser – tout est là, en un seul volume ! J'espère que vous aimez ce livre autant que moi. Pour ceux qui parlent anglais, si vous avez des questions, des commentaires ou si vous avez juste envie de vous manifester, n'hésitez pas : envoyez-moi un email à ask@hungry-girl.com. Et pour les dernières recettes, les trouvailles alimentaires et autres tuyaux, visitez hungry-girl.com et inscrivez-vous pour recevoir les emails quotidiens gratuits !

Alors à la prochaine... Et mangez comme il faut !

Lisa :)

REMERCIEMENTS

Avant tout, merci à ma complice et partenaire, Jamie Goldberg, dont j'ai apprécié plus que je ne saurais le dire la passion infinie et le dévouement.

Un million de mercis aux fantastiques membres de l'équipe dont les noms suivent. C'est grâce à leur travail considérable que ce livre a vu le jour :

Lynn Bettencourt
Michelle Ferrand
Amanda Pisani
Elizabeth Hodson
Dana DeRuyck
Callie Pegadiotes
Elaine Low

J'aimerais aussi remercier le reste de l'équipe pour son soutien et ses bonnes idées :

Alison Kreuch
Marie Tancin
Julie Leonard
Lisa Daniels
Sandi Bourbeau

Mes remerciements vont également aux formidables personnes suivantes :

Neeti Madan
John Murphy
Anne Marie Tallberg
Bill Stankey
Jeff Becker
Denise Vivaldo
David Holifield
Jackie Mgido
Sara Mallen
Jennifer Enderlin
John Karle
John Vaccaro
Tom Fineman
Heather Winters
Cindie Flannigan
Jack Pullan
Katie Killeavy

Tout mon amour et ma reconnaissance à mes merveilleux parents, mes sensationnels frères et sœurs, mon incroyable mari :

Florence et Maurice Lillien
Jay Lillien
Meri Lillien
Daniel Schneider

Et aussi un merci très spécial à David Grotto, l'incomparable diététicien, pour sa contribution à ce livre, son appui, son expertise, ses conseils et son amitié.

Mise en page : **Compo Méca Publishing**
64990 Mouguerre

IMPRIM'VERT®

Imprimé en France
par Corlet Imprimeur
14110 Condé-sur-Noireau
N° d'imprimeur : 169297
Dépôt légal : janvier 2015
ISBN : 978-2-7499-2439-7
LAF 1951